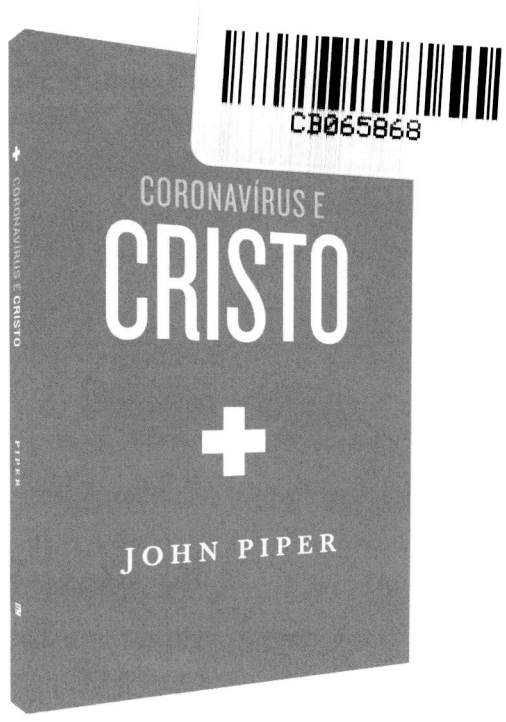

Este livro foi desenvolvido para a atual pandemia pelo Desiring God e Ministério Fiel, com apoio de Voltemos ao Evangelho, Coalizão pelo Evangelho, Edições Vida Nova, The Pilgrim, Rádio Transmundial e Software Bíblico Logos.
Para saber mais sobre o projeto,
baixar outros formatos e ouvir o audiolivro, acesse:

fiel.in/coronavirusecristo

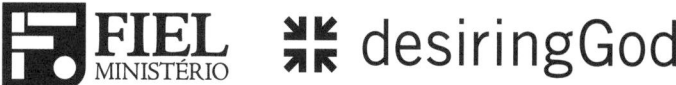

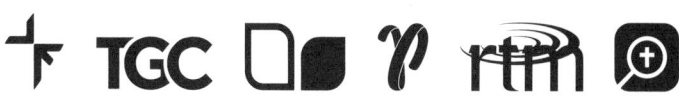

CORONAVÍRUS E
CRISTO

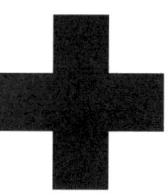

JOHN PIPER

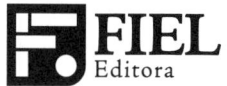

P665c   Piper, John, 1946-
　　　　　Coronavírus e Cristo / John Piper ; [tradução: Vinicius Musselman Pimentel]. – São José dos Campos, SP: Fiel, 2020.

　　　　　Tradução de: Coronavirus and Christ.
　　　　　Inclui referências bibliográficas.
　　　　　ISBN 9786557230008 (brochura)
　　　　　　　　9786557230015 (epub)
　　　　　　　　9786557230022 (PDF)
　　　　　　　　9786557230039 (audiolivro)

　　　　　1. SARS-CoV-2 (Doença) – Aspectos religiosos – Cristianismo. 2. Providência divina. I. Título.
　　　　　　　　　　　　　　　　　　　　　　　CDD: 248.86

Catalogação na publicação: Mariana C. de Melo Pedrosa – CRB07/6477

Coronavírus e Cristo

Traduzido do original em inglês
Coronavirus and Christ

Por John Piper.
Copyright © 2020 Desiring God Foundation.

■

Originalmente publicado em inglês por Crossway, um ministério de publicação da Good News Publishers
Wheaton, Illinois 60187, U.S.A.

Copyright © 2020 Editora Fiel
Primeira edição em português: 2020

Os textos das referências bíblicas foram extraídos da versão Almeida Revista e Atualizada, 3ª ed. (Sociedade Bíblica do Brasil), salvo indicação específica.

Todos os direitos em língua portuguesa reservados por Editora Fiel da Missão Evangélica Literária
PROIBIDA A REPRODUÇÃO DESTE LIVRO POR QUAISQUER MEIOS SEM A PERMISSÃO ESCRITA DOS EDITORES, SALVO EM BREVES CITAÇÕES, COM INDICAÇÃO DA FONTE.

■

Diretor: Tiago J. Santos Filho
Editor-chefe: Tiago J. Santos Filho
Editor: Vinicius Musselman Pimentel
Coordenação Editorial: Gisele Lemes
Tradução: Vinicius Musselman Pimentel
Revisão: Renata Cavalcanti
Diagramação: Rubner Durais
Capa: Rubner Durais
E-book: Rubner Durais
ISBN Brochura: 978-65-5723-000-8
ISBN EPUB: 978-65-5723-001-5
ISBN PDF: 978-65-5723-002-2
ISBN Audiolivro: 978-65-5723-003-9

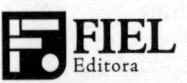

Caixa Postal 1601
CEP: 12230-971
São José dos Campos, SP
PABX: (12) 3919-9999
www.editorafiel.com.br

SUMÁRIO

A ocasião: Coronavírus 7

PARTE 1: O DEUS QUE REINA SOBRE O CORONAVÍRUS

1. Venha para a Rocha 11
2. Um sólido fundamento 19
3. A Rocha é justa 27
4. Soberano sobre tudo 35
5. A doçura do seu reinado 41

PARTE 2: O QUE DEUS ESTÁ FAZENDO ATRAVÉS DO CORONAVÍRUS?

Pensamentos preliminares: ver e apontar 51
6. Ilustrando o horror moral 57
7. Enviando julgamentos divinos específicos 63
8. Despertando-nos para a segunda vinda 67
9. Realinhando-nos ao valor infinito de Cristo 71
10. Criando boas obras em meio ao perigo 81
11. Desprendendo as raízes para alcançar as nações 89

Uma oração de encerramento 93

A OCASIÃO: CORONAVÍRUS

Escrevi este livro nos últimos dias de março de 2020, na linha de frente da pandemia global conhecida como coronavírus, ou tecnicamente, COVID-19.[1] O vírus afeta os pulmões e, nos piores casos, mata por asfixia.

A primeira morte pelo vírus foi relatada na China em 11 de janeiro de 2020. Hoje, enquanto escrevo, existem centenas de milhares de casos de infecção em todo o mundo, com dezenas de milhares de mortes. Não há nenhuma cura conhecida — ainda.

Quando ler isto, você saberá melhor do que eu como as coisas se desenvolveram. Portanto, não preciso detalhar as medidas que estão sendo tomadas para retardar a propagação do vírus ou o impacto econômico que está sendo gerado. Ajuntamentos sociais, viagens, conferências, reuniões da igreja, teatros, restaurantes, eventos esportivos e empresas estão quase parando.

Isso não é sem precedentes — globalmente ou nos Estados Unidos. Na epidemia global da gripe espanhola

---

[1] N.T.: Abreviação da expressão em inglês: "coronavirus disease 2019" (doença do coronavírus de 2019).

(influenza) de 1918 (usando as estimativas dos Centers for Disease Control and Prevention), cinquenta milhões de pessoas em todo o mundo morreram.[2] Mais de quinhentas mil eram americanas.[3] As pessoas sentiam sintomas pela manhã e estavam mortas ao cair da noite. Os corpos eram recolhidos na frente das casas para serem levados para sepulturas abertas por escavadeiras. Um homem foi baleado por não usar máscara. As escolas foram fechadas. Os ministros falaram sobre o Armagedom.

É claro que precedentes não provam nada. O passado é um aviso, não um destino. Mesmo assim, este é um momento em que a fragilidade deste mundo é sentida. As fundações aparentemente sólidas estão tremendo. A pergunta que devemos fazer é: Temos uma Rocha debaixo de nossos pés? Uma Rocha que não pode ser abalada — nunca?

---

2 "1918 Pandemic (H1N1 Virus)", atualizado 20 março 2019, *Centers for Disease Control and Prevention*, https://www.cdc.gov/flu/pandemic-resources/1918-pandemic-h1n1.html.

3 N.T.: Estima-se que no Brasil houve cerca de 35 mil mortos. Cf. Sergio Lamarão e Inoã Carvalho Urbinati, "Gripe Espanhola", Fundação Getúlio Vargas, acesso em 8 de abril de 2020, https://atlas.fgv.br/verbetes/gripe-espanhola.

PARTE I

O DEUS QUE REINA SOBRE O CORONAVÍRUS

I
VENHA PARA A ROCHA

Sinto-me compelido a escrever, pois contar com a sorte é um lugar frágil para você colocar a sua esperança. Probabilidades como: 3% ou 10%, juventude ou velhice, saúde comprometida ou sem histórico de doença, ambiente rural ou urbano, autoisolamento ou ficar em casa com amigos. Apostar na probabilidade fornece pouca esperança. Não é um lugar firme para permanecer.

Existe uma maneira melhor. Há um lugar melhor para permanecer: uma Rocha de certezas, em vez da areia das probabilidades.

QUANDO O CÂNCER VEIO

Lembro-me de ter sido informado em 21 de dezembro de 2005 que eu tinha câncer de próstata. Nas semanas seguintes, toda conversa foi sobre probabilidades. Probabilidades em "esperar para ver". Probabilidades com medicamentos. Probabilidades com procedimentos homeopáticos. Probabilidades com cirurgia radical. Minha esposa, Noël, e eu levamos esses números a sério.

Mas à noite, sorríamos um para o outro e pensávamos: *Nossa esperança não está na probabilidade; nossa esperança está em Deus.*

Com isso, *não* queríamos dizer: "É 100% certo que Deus vai me curar, enquanto os médicos só podem me dar probabilidades". A Rocha da qual falamos é melhor que isso. Sim, melhor que uma cura.

Mesmo antes do telefonema do médico me dizendo que eu tinha câncer, Deus já havia me lembrado, de uma maneira notável, sobre a Rocha debaixo dos meus pés. Após meu habitual exame anual, o urologista olhou para mim e disse: "Gostaria de fazer uma biópsia".

"Sério?", eu pensei. "Quando?"

"Agora, se você tiver tempo."

"Vou arranjar tempo."

Enquanto ele pegava a máquina e eu colocava o típico e deselegante avental azul, havia tempo para refletir sobre o que estava acontecendo. "Então, ele acha que posso ter câncer." Enquanto meu futuro neste mundo começava a mudar diante dos meus olhos, Deus me trouxe à mente algo que eu havia lido recentemente na Bíblia.

DEUS FALOU

Agora, vamos deixar claro. Eu não ouço vozes. Pelo menos eu nunca ouvi. Minha confiança de que Deus fala está enraizada no fato de que a Bíblia é sua palavra (mais sobre isso no próximo capítulo). Ele falou, de uma vez por todas, e ainda fala em sua palavra. A Bíblia, corretamente entendida, é a voz de Deus.

Aqui está o que ele me disse no consultório do urologista enquanto eu esperava a biópsia que confirmaria que eu tinha câncer. "John Piper, isso não é ira. Viva ou morra, você estará comigo." Essa é a minha paráfrase. Aqui está o que ele realmente disse:

> Porque Deus não nos destinou para a ira, mas para alcançar a salvação mediante nosso Senhor Jesus Cristo, que morreu por nós para que, quer vigiemos, quer durmamos, vivamos em união com ele (1Ts 5.9-10).

Acordado ou dormindo — ou seja, vivo ou morto — eu estarei vivo com Deus. Como pode ser? Eu sou um pecador. Nunca vivi um dia da minha vida — nem *um* sequer — sem ficar aquém dos padrões de amor e de santidade de Deus. Então, como pode ser assim? Como Deus pode dizer: "Você, John Piper, estará comigo — viva ou morra"?

Deus nem mesmo esperou a pergunta para responder. É por causa de Jesus. De Jesus somente. Por causa de sua morte, não haverá ira contra mim. Não por causa da minha perfeição. Meus pecados, minha culpa e meu castigo caíram sobre meu Salvador, Jesus Cristo. Ele "morreu por nós". É o que a palavra dele diz. Portanto, estou livre de culpa, livre de punição. Seguro no favor misericordioso de Deus. "Viva ou morra", Deus disse, "você estará comigo".

Isso é muito diferente de apostar na probabilidade do câncer — ou do coronavírus. Esta é uma Rocha firme sob meus pés. Não é frágil. Não é areia. Eu gostaria que fosse uma Rocha debaixo dos seus pés. É por isso que estou escrevendo.

A ROCHA É SÓLIDA APENAS PARA O PORVIR?

Mas isso não é tudo. Alguém pode ler isso e dizer: "Pessoas religiosas como você podem encontrar esperança apenas no porvir. Se estão seguros além do túmulo, eles têm o que querem. Mas essa 'voz de Deus' sobre a qual falam oferece pouco envolvimento no agora. Deus começou tudo na criação, suponho, e traz finais 'felizes para sempre'. E quanto o intervalo no meio? Onde ele está agora — precisamente agora, durante este surto de coronavírus?"

Bem, eu acho que, de fato, atribuo um valor muito alto à alegria na presença de Deus após a morte por bilhões intermináveis de anos. Em oposição a, digamos, sofrimento sem fim. Isso me parece razoável. Mas a Rocha debaixo dos meus pés (a que eu gostaria que você compartilhasse) realmente está debaixo dos meus pés *agora*. Agora!

Na pandemia do coronavírus é onde eu moro. Onde todos moramos. E se não fosse o coronavírus, seria o câncer apenas esperando para se repetir. Ou a embolia pulmonar sem motivo aparente de 2014, apenas esperando para romper e ir ao meu cérebro, e me transformar em um demente que nunca escreveria outra frase. Ou uma centena de outras calamidades imprevistas que podem me derrubar— e a você também — a qualquer momento.

A Rocha sobre a qual falo está sob meus pés agora. Eu *poderia* dizer que a Rocha está sob meus pés agora apenas porque a esperança além do túmulo é a esperança *presente*. O *objeto* da esperança é o futuro. A *experiência* da esperança está no presente. E essa experiência atual é poderosa.

Esperança é poder. Poder presente. A esperança impede que as pessoas se matem — agora. Ajuda as pessoas a sair da cama e ir trabalhar — agora. Dá sentido à vida cotidiana, mesmo à vida trancada, em quarentena e em casa — agora. Libera do egoísmo advindos do medo e da ganância — agora. Capacita o amor, a intrepidez e o sacrifício — agora.

Portanto, tenha cuidado antes de menosprezar o porvir. Pode ser que, quando o seu porvir for bonito e seguro, o seu aqui e agora seja doce e proveitoso.

SUAS MÃOS SOBRE O VÍRUS

É isso o que eu *poderia* dizer em defesa da doce palavra de Deus para mim no consultório do urologista — "Viva ou morra, você estará comigo". Essa esperança (através da morte e ressurreição de Jesus) me faz querer derramar a minha vida para o bem dos outros *agora* — especialmente para o bem eterno deles. Isso me leva a estar apaixonado por não desperdiçar minha vida. Isso tira o tremor. Isso me enche de zelo para tornar conhecida a grandeza de Jesus Cristo. Isso me faz querer gastar-me e ser gasto (2Co 12.15) para trazer tantas pessoas comigo quanto possível para a alegria eterna.

Mas mesmo que isso seja o que eu *poderia* dizer, quando alguém alega que o Deus de Piper se especializa no porvir e não no "aqui e agora", isso não é a única coisa que precisa ser dita.

De fato, o que estou prestes a dizer provavelmente fará alguém contestar: "Opa! Isso é envolvimento demais de Deus no aqui e agora. Agora você passou de um Deus que se fixa só no o futuro para um Deus com suas mãos sobre o vírus."

NÃO "ESTOU BEM", MAS "SINTO-ME BEM"

Vamos colocar desta forma. As pessoas costumavam me perguntar antes do meu diagnóstico de câncer: "Como está sua saúde?" E eu respondia: "Tudo bem". Eu não respondo mais dessa maneira. Eu digo: "Eu me sinto bem". Há uma diferença. Um dia antes de eu fazer o exame anual da próstata, eu me *sentia* bem. No dia seguinte, me disseram que eu tinha câncer. Em outras palavras, eu *não* estava bem. Assim, enquanto escrevo essas palavras, não sei se estou bem. Eu me sinto bem. Muito melhor do que eu mereço. Quiçá eu estou com câncer agora. Ou talvez um coágulo de sangue. Ou o coronavírus.

Qual é o ponto? O ponto é o seguinte: a principal razão pela qual não devemos dizer "*estou* bem" é que somente Deus sabe e decide se você está bem — agora. Dizer "eu estou bem", quando você não *sabe* se está bem e não *controla* se está bem, é como dizer "amanhã, irei para São Paulo e negociarei lá", quando não tem ideia se estará vivo amanhã, muito menos negociando em São Paulo.

Aqui está o que a Bíblia diz sobre uma frase como essa:

> Escutem, agora, vocês que dizem: "Hoje ou amanhã, iremos para a cidade tal, e lá passaremos um ano, e faremos negócios, e teremos lucros." Vocês não sabem o que acontecerá amanhã. O que é a vida de vocês? Vocês não passam de neblina que aparece por um instante e logo se dissipa. Em vez disso, deveriam dizer: "Se Deus quiser, não só viveremos, como também faremos isto ou aquilo" (Tg 4.13-15).

Assim, o Deus que está envolvido apenas no porvir evaporou. Esse é o efeito do resplendor solar da verdade bíblica nas névoas efêmeras de nossas opiniões.

SE ELE DECIDIR, FAZEMOS ISTO OU AQUILO

A Rocha em que eu permaneço (e que quero que você permaneça) é a Rocha da ação de Deus no mundo *agora* e para *sempre*. "Se Deus quiser", diz a Bíblia, "viveremos". Mais envolvido que isso impossível. Não apenas: "Vivendo ou morrendo, você estará com Deus", mas também: "Deus decidirá se você viverá ou morrerá — agora".

E não apenas viver ou morrer. Ele está ainda mais envolvido do que isso. "Se Deus quiser... *faremos isto ou aquilo*." Nada é excluído de "isto ou aquilo". Ele está totalmente envolvido. Totalmente. *Esta* saúde ou *aquela* doença. *Este* colapso econômico ou *aquela* recuperação. *Este* respirar, ou não.

O que significa que, enquanto eu esperava no consultório médico pela máquina da biópsia, Deus poderia ter dito (o que ele fez mais tarde): "Não tema. Se você viver ou morrer, você estará comigo. *E* enquanto isso, enquanto você vive, nada lhe acontecerá — nada! — que eu não designe. Se eu decidir, você irá viver. Se eu decidir, você irá morrer. E até você morrer por minha decisão, eu decidirei se você faz isto ou aquilo. Vá ao trabalho."

Esta é a minha Rocha — por hoje, por amanhã e pela eternidade.

VENHA PARA A ROCHA

Este livro é meu convite para você se juntar a mim na Rocha sólida, Jesus Cristo. O que isso significa, espero, ficará claro. Meu objetivo é mostrar por que Deus em Cristo é a Rocha neste momento da história — nesta pandemia do coronavírus — e como é permanecer em seu poderoso amor.

2
UM SÓLIDO FUNDAMENTO

Importa muito pouco o que eu penso sobre o coronavírus — ou sobre qualquer outro assunto, aliás. Mas importa para sempre o que Deus pensa. Ele não está em silêncio sobre o que pensa. Dificilmente uma página da Bíblia é irrelevante para esta crise.

SÓLIDA E DOCE

Minha voz é erva. A voz de Deus é granito. "A erva seca, e a flor cai; mas a palavra do Senhor permanece para sempre" (1Pe 1.24-25). Jesus disse que a palavra de Deus na Escritura "não pode falhar" (Jo 10.35). O que Deus diz é verdadeiro e justo (Sl 19.9). Sua palavra é, portanto, um fundamento sólido para a vida. "[...] estabeleceste para sempre [os teus testemunhos]" (Sl 119.152). Ouvir a Deus e crer nele é como construir sua casa sobre uma rocha, e não sobre a areia (Mt 7.24).

A palavra dele é o tipo de conselho que você deseja seguir. "Ele é maravilhoso em conselho e grande em sabedoria" (Is 28.29). "Seu entendimento não se pode medir" (Sl 147.5). Quando ele aconselha sobre o coronavírus, seu conselho é firme, inabalável e duradouro. "O conselho do SENHOR dura para sempre" (Sl 33.11, ARA). "O caminho de Deus é perfeito" (2Sm 22.31).

Portanto, suas palavras são doces e preciosas. "São mais desejáveis do que ouro... e são mais doces do que o mel e o destilar dos favos" (Sl 19.10). De fato, elas são a doçura de vida eterna: "Senhor, para quem iremos? O senhor tem as palavras da vida eterna" (Jo 6.68).

Portanto, nos melhores e piores momentos, as palavras de Deus trazem paz e alegria inabaláveis. Certamente é assim. Oro para que todos que leiam este livro compartilhem da experiência do profeta Jeremias: "As tuas palavras encheram o meu coração de júbilo e de alegria" (Jr 15.16).

E anote isto: a doçura da palavra de Deus não se perde neste momento histórico de providência agridoce — não se tivermos aprendido o segredo de "entristecidos, mas sempre alegres" (2Co 6.10). Posteriormente, veremos de forma mais plena qual é esse segredo. Mas, agora, aqui está em uma única frase: o segredo de "entristecidos, mas sempre alegres" é saber que *a soberania que poderia parar a crise do coronavírus, ainda que não o faça, é a mesma soberania que sustenta a alma durante esse tempo*. De fato, mais do que sustenta, adoça. Adoça com a esperança de que os propósitos de Deus são bondosos, mesmo na morte — para aqueles que confiam nele.

COMO VOCÊ SABE DISSO?

Portanto, mais urgente ainda é a pergunta: como você sabe que a Bíblia é a palavra de Deus? Minha resposta curta é que existe uma glória divina que brilha através dela, a qual se encaixa perfeitamente ao molde com o formato de Deus em seu coração — como roda dentada e corrente de bicicleta, mão e luva, peixe e água, asas e ar, a peça final de um quebra-cabeça.

Diante dessa resposta, posso imaginar alguém dizendo: "Isso soa meio místico e subjetivo. Por que você responderia dessa forma?"

Porque cinquenta anos atrás, quando eu estava lutando para saber sobre qual fundamento construiria a minha vida, percebi que os argumentos acadêmicos e históricos em prol da Bíblia não funcionariam para a maior parte do mundo. Por quê? Porque, embora sejam verdadeiros e úteis até certo ponto, eles não podem ser compreendidos por uma criança de oito anos, por um povoado pré-letrado recém-descoberto em uma selva remota do Pacífico Sul ou por uma pessoa comum no Ocidente com pouca educação formal. E, no entanto, parecia-me óbvio que Deus intencionava que essas pessoas pudessem ouvir a palavra de Deus e crer — sem um salto no escuro.

A FÉ BÍBLICA NÃO É UM SALTO NO ESCURO

A visão bíblica da fé não é um salto no escuro. É assegurada e bem fundamentada. Chama-se *fé* não porque não tem um fundamento. Chama-se *fé* porque envolve confiança. Jesus não chamou os *crentes* de cegos; ele chamou os *incrédulos* de cegos (Mt 15.14). "Vendo, não veem" (Mt 13.13). A fé salvadora na palavra de Deus é baseada em "ver". Ver de verdade.

Ver o quê? A Bíblia responde assim: Satanás faz tudo o que pode para cegar "o entendimento dos descrentes, para que não *vejam* a luz do evangelho da glória de Cristo, que é a imagem de Deus" (2Co 4.4, NVI).

Em outras palavras, existe um tipo de luz espiritual que brilha através do evangelho (a história bíblica da salvação). Que tipo de luz? É a luz "da glória de Cristo, que é a imagem de Deus". Isso não é mágico. Não é místico no sentido de algo aparente, mas que realmente não existe. Jesus Cristo é o tipo de pessoa divina-humana cuja glória moral, espiritual e sobrenatural — sua beleza, dignidade e grandeza — brilha através da palavra de Deus. Ela autentica a Escritura como verdadeira.

UM MOLDE COM O FORMATO DE DEUS EM SUA ALMA
É por isso que digo que há uma glória divina que brilha através das Escrituras que se encaixa perfeitamente ao molde com o formato de Deus em seu coração. Dessa maneira, essa glória autentica a verdade e o valor da Bíblia.

Sim, acredito que exista um molde com o formato de Deus — um tipo de conhecimento indireto de Deus — em toda alma humana. A Bíblia assim expõe. Falando sobre toda a humanidade, ela diz: "o que se pode conhecer a respeito de Deus é manifesto entre eles... tendo conhecimento de Deus, não o glorificaram como Deus, nem lhe deram graças" (Rm 1.19, 21).

A Bíblia ensina que esse *conhecimento* em cada alma torna todos nós responsáveis por ver a glória de Deus na natureza. Da mesma forma, também somos responsáveis por ver a glória de Deus em Jesus através de sua palavra. "Os céus proclamam a glória de Deus" (Sl 19.1). Há uma obrigação de ver os céus e dar graças. Assim também o Filho de Deus revela a glória de Deus. E somos responsáveis por vê-la e adorar. O apóstolo João diz: "vimos a sua glória, glória como do unigênito do Pai" (Jo 1.14).

Essa é a glória autoautenticadora que brilha da palavra de Deus e nos dá um fundamento assegurado e bem alicerçado para crer que as Escrituras cristãs são de Deus.

TECNOLOGIA VERSUS PROVAR

O modo como conhecemos a glória de Deus nas Escrituras é semelhante ao modo como sabemos que o mel é mel. A ciência e a tecnologia podem dizer que determinado frasco contém mel por causa de experimentos químicos — assim como os estudiosos da Bíblia podem argumentar convincentemente que a Bíblia é historicamente confiável. Mas a maioria das pessoas não é um cientista ou estudioso. Sabemos que algo é mel porque o provamos.

Da mesma forma, há uma doçura divina na glória de Deus na mensagem da Bíblia. Ela toca uma parte de nós que sabemos ter sido colocada lá por Deus. "Quão doces são as tuas palavras ao meu paladar! Mais que o mel à minha boca" (Sl 119.103). "Provem e vejam que o SENHOR é bom" (Sl 34.8). Este é um ver e provar verdadeiros. Não é faz de conta. É ver e provar o que está realmente lá.

SIM PARA A ROCHA DO NOSSO CONFORTO

Então, quando Jesus diz "a Escritura não pode falhar" (Jo 10.35); e quando o apóstolo Paulo diz "toda a Escritura é inspirada por Deus" (2Tm 3.16); e quando o apóstolo Pedro diz que os autores das Escrituras foram "movidos pelo Espírito Santo" (2Pe 1.21), nosso coração diz "sim". Nós provamos e vimos. Nós conhecemos. E o conhecimento é bem fundamentado. Não estamos saltando no escuro.

Toda a nossa alma ressoa com o brado bíblico: "Todas as tuas palavras são verdadeiras" (Sl 119.160, NTLH); "Para sempre, ó SENHOR, a tua palavra está firmada no céu" (Sl 119.89); "Cada palavra de Deus é comprovadamente pura" (Pv 30.5, NVI).

Quando isso acontece, toda a verdade de Deus nos inunda, mesmo diante do coronavírus. Vem com um conforto incomparável: "Multiplicando-se em mim as inquietações, as tuas consolações me alegram a alma"

(Sl 94.19); "Perto está o SENHOR dos que têm o coração quebrantado; ele salva os de espírito oprimido. Muitas são as aflições do justo, mas o SENHOR de todas o livra" (Sl 34.18-19).

Ninguém pode consolar nossas almas nesta pandemia da maneira que Deus o pode. Seu conforto é inabalável. É o conforto de uma rocha grande e alta em meio ao mar tempestuoso. E vem da sua palavra, a Bíblia.

3
A ROCHA É JUSTA

Se Deus vai ser a nossa Rocha, ele precisa ser justo. Uma Rocha injusta é uma miragem. Uma pandemia global abala justamente a nossa confiança de que Deus é justo, santo e bom. Se Deus não é justo no meio desta pandemia, não temos uma Rocha.

Então, precisamos perguntar: O que são a santidade, a justiça e a bondade de Deus? Porque se não sabemos o que são, como saberemos se esse surto de coronavírus não as fez desmoronar? Ou, em vez disso, como saberemos se elas são os fundamentos eternos da Rocha que nos salva?

O que veremos é que a Bíblia retrata a santidade, a justiça e a bondade de Deus não como idênticas, mas como interligadas. Comecemos com a santidade de Deus. O que é?

DIGNIDADE TRANSCENDENTE E INFINITA
O significado da raiz da palavra "santidade" no Antigo Testamento traz a ideia de estar separado — diferente

e separado do comum. E quando aplicada a Deus, essa separação implica que ele está sozinho em outro patamar. Ele é como um diamante sem igual e extremamente valioso. Podemos usar a palavra *transcendente* para esse tipo de separação divina. Ele é tão singularmente separado que transcende toda outra realidade. Ele está acima de tudo e é mais valioso do que tudo.

Quando Moisés atingiu a rocha em vez de falar a ela da maneira como Deus ordenou, Deus o repreendeu: "vocês não confiaram em mim para *honrar minha santidade* à vista dos israelitas" (Nm 20.12, NVI). Em outras palavras, Moisés tratou Deus não como alguém excepcional e extremamente confiável, mas como apenas mais uma autoridade humana junto a outras que poderiam ser ignoradas.

Ou em Isaías 8.12-13, Deus disse a Isaías: "Não temam aquilo que o povo teme, nem fiquem apavorados. Ao Senhor dos Exércitos, a ele *vocês devem santificar*. É a ele que devem temer; é dele que devem ter pavor". Em outras palavras, não coloque Deus no mesmo patamar que todos os seus temores e pavores comuns. Trate-o como um temor e pavor absolutamente separados e únicos — transcendentes.

Portanto, a santidade de Deus é sua infinita transcendência e seu supremo valor. Ele está sozinho em outro patamar. O que significa que ele não depende de mais nada para a sua existência. Ele é autoexistente.

Então, ele não precisa de nada e não depende de nada. Ele é completo. Perfeito. Assim, possui o valor supremo como fonte de toda realidade e de todo valor.

ACIMA DE TUDO, MAS NÃO SOLITÁRIO

A elevação infinita de Deus acima de toda outra realidade não significa que ele seja uma mente solitária e sem amor. A doutrina histórica da Trindade é completamente bíblica. Deus existe como três pessoas divinas. Mas esses três são um — uma essência divina. Existe um Deus. Não três. Mas esse Deus único existe em uma unidade misteriosa e verdadeira de Pai, Filho e Espírito Santo — cada um eterno e sem começo; cada um verdadeiramente Deus.

Portanto, a santidade — a dignidade e grandeza transcendentes de Deus — não significa que ele seja solitário e sem amor em sua elevação infinita. Deus Pai conhece e ama o Filho de maneira perfeita, completa e infinita (Mc 1.11; 9.7; Cl 1.13). Deus Filho conhece e ama o Pai de maneira perfeita, completa e infinita (Jo 14.31). O Espírito Santo é a expressão perfeita, completa e infinita do conhecimento e amor mútuos do Pai e do Filho.

Por que isso é importante? Porque essa perfeita comunhão trinitária é essencial para a plenitude, perfeição e completude de Deus. É essencial à sua dignidade, beleza e grandeza transcendentes — isto é, essencial à sua santidade.

A SANTIDADE ESTÁ INTERLIGADA À JUSTIÇA

Há uma dimensão que falta nessa descrição da santidade de Deus. A Bíblia fala da santidade de Deus não apenas em termos de transcendência, mas também em termos de moralidade. Ser santo não é apenas ser separado e transcendente, mas também ser justo.

Isso força uma pergunta que terá grandes implicações para a maneira como vemos o coronavírus em relação a Deus: já que a justiça implica fazer o que é certo, e fazer o que é certo implica o cumprimento de algum padrão de retidão, qual padrão a justiça de Deus cumpre?

Antes da criação, não havia padrões fora de Deus. Não havia nada fora dele para ele cumprir. Antes da criação, Deus era a única realidade. Então, quando apenas Deus existe, como se define o que é certo para Deus fazer? Ou seja, como a santidade de Deus pode abranger não apenas sua transcendência, mas também sua justiça?

A resposta é que o padrão da justiça de Deus é Deus. O princípio bíblico fundamental é o seguinte: "pois de maneira nenhuma pode negar a si mesmo" (2Tm 2.13). Ele não pode agir de forma a negar sua própria dignidade, beleza e grandeza infinitas. Este é o padrão do que é certo para Deus.

Isso significa que a dimensão moral da santidade de Deus — sua justiça — é seu compromisso inabalável de agir de acordo com sua dignidade, beleza e grandeza. Toda afeição, todo pensamento, toda palavra e todo ato de Deus sempre serão consistentes com a beleza e o valor infinitos de sua plenitude transcendente. Se Deus negasse essa dignidade, beleza ou grandeza, isso não seria correto. O padrão final seria quebrado. Ele seria injusto.

A RETIDÃO ESTÁ INTERLIGADA COM A BONDADE

A bondade de Deus não é idêntica à sua santidade ou justiça. Mas é interligada de forma que sua santidade transborda em bondade, e sua justiça guia a dádiva dessa bondade. Elas nunca se contradizem.

A bondade de Deus é sua disposição de ser generoso — de fazer o que abençoa os seres humanos. A plenitude e perfeição transcendentes de Deus — sua santidade — é como uma fonte que transborda. É por isso que ele é inclinado a ser generoso. Deus não é carente. Portanto, ele nunca explora os outros para compensar alguma deficiência em si mesmo. Em vez disso, o impulso de sua natureza é dar, não receber. "Nem é servido por mãos humanas, como se precisasse de alguma coisa, pois ele mesmo é quem a todos dá vida, respiração e tudo mais" (At 17.25).

Mas sua bondade não está desconectada de sua justiça. Não é concedida de maneira a negar sua dignidade, beleza e grandeza infinitas. É por isso que a justiça de Deus envolve punição final, bem como bondade. Quando Deus pune aqueles que não se arrependem no inferno, ele não lhes concede sua bondade. Mas ele não deixa de ser bom. Sua santidade e justiça governam a concessão de sua bondade.

É por isso que sua bondade flui especialmente àqueles que o temem e que se refugiam nele. "Como é grande a tua bondade, que reservaste aos que te *temem*, da qual usas, diante dos filhos dos homens, para com os que em ti *se refugiam*" (Sl 31.19).

Essa reverência e fé não fazem alguém *merecer* a bondade de Deus. Pecadores finitos e totalmente dependentes não podem merecer nada de Deus. A bondade de Deus para com pecadores é sempre livre e imerecida. Por que, então, Deus é propenso a mostrar sua bondade abundante àqueles que o temem e que nele se refugiam? É porque tal reverência e fé demonstram a dignidade, beleza e grandeza de Deus (Rm 4.20). E, portanto, a justiça de Deus o inclina a afirmar tais atitudes que honram a Deus.

E SOBRE O CORONAVÍRUS?

No próximo capítulo, passaremos à soberania de Deus, que tudo sabe e tudo governa sobre todas as coisas. Mas o que vimos aqui nos impedirá de concluir que a mão de Deus sobre o coronavírus desabone sua santidade, retidão ou bondade. Não seremos tão ingênuos a ponto de equiparar o sofrimento humano à injustiça divina. Ou concluir que Deus deixou de ser santo ou bom ao governar seu mundo.

Todos nós somos pecadores. Sem exceção. Todos nós trocamos a glória da dignidade, beleza e grandeza de Deus por coisas que apreciamos mais (Rm 1.23; 3.23). Isso é uma desonra vergonhosa a Deus, quer reconheçamos ou não. Portanto, merecemos ser punidos. Nossa desonra da glória de Deus nos torna objetos dignos da ira sagrada. A Bíblia diz que somos "por natureza filhos da ira" (Ef 2.3). O que significa que Deus seria santo e justo ao reter sua bondade de nós.

O coronavírus, portanto, não aponta para a falta de santidade, justiça ou bondade de Deus. Nossa Rocha, nestes dias conturbados, não é injusta. Ele não é profano. "Ninguém é santo como o Senhor... não há rocha como o nosso Deus" (1Sm 2.2). Nossa Rocha não é uma miragem.

4
SOBERANO SOBRE TUDO

No capítulo 2, usei a expressão "providência agridoce". É isso que o coronavírus é. Descrever algumas das obras de Deus como amargas não é blasfêmia. Naomi, a sogra de Rute, que perdeu o marido, os dois filhos e uma nora por fome e exílio, disse:

> [...] o Todo-poderoso tornou minha vida muito amarga! De mãos cheias eu parti, mas de mãos vazias o SENHOR me trouxe de volta. [...] O Todo-poderoso me trouxe desgraça! (Rt 1.20-21).

Ela não estava mentindo, exagerando ou acusando. Era um fato simples e terrível. A "providência agridoce" não é uma depreciação dos caminhos de Deus. É uma descrição.

Eu também disse no capítulo 2 que a doçura da palavra de Deus não diminui no meio dessa providência agridoce — não se tivermos aprendido o segredo de "entristecidos, mas sempre alegres" (2Co 6.10). Eu disse que voltaríamos a esse segredo. Em seguida, eu o resumi em uma frase: *a soberania que poderia parar a crise do coronavírus, ainda que não o faça, é a mesma soberania que sustenta a alma durante esse tempo*. Saber disso faz toda a diferença. Será, então, verdade?

O QUE DEUS QUER, ELE FAZ

Meu objetivo neste capítulo e no próximo é mostrar que Deus governa sobre tudo e é totalmente sábio. Ele é soberano sobre o coronavírus. Quero mostrar que isso é uma boa nova — na verdade, é o segredo de experimentar a doçura de Deus em suas providências agridoces.

Dizer que Deus governa sobre tudo significa que ele é soberano. Sua soberania significa que ele *pode* fazer, e de fato *faz*, tudo o que ele decididamente deseja fazer. Eu digo *decididamente*, pois Deus, em certo sentido, deseja coisas que ele não leva a cabo. Ele pode expressar desejos que ele próprio escolhe não atuar. Nesse sentido, eles não são decisivos. Ele próprio não deixa que esse desejo ou vontade chegue ao patamar da realização.

Por exemplo, considere Lamentações 3.32-33:

> Ainda que entristeça alguém, terá compaixão
> segundo a grandeza das suas misericórdias.
> Porque não aflige nem entristece de bom grado
> os filhos dos homens.

Ele nos entristece *de fato*, mas não *de bom grado*. Entendo que isso significa que, embora existam aspectos de seu caráter (seu coração) que se inclinam contra nos entristecer, outros aspectos de seu caráter ditam a santidade e a justiça de nos entristecer.

Ele não é indeciso. Existe uma perfeita beleza e coerência na forma como todos os seus atributos cooperam. Mas ele também não é sem complexidade. Seu caráter é mais como uma sinfonia do que uma performance solo.

Então, quando digo que a soberania de Deus significa que ele *pode* fazer, e de fato *faz*, tudo o que ele *decididamente* deseja fazer, quero dizer que não há força fora dele que possa impedir ou frustrar sua vontade. Quando ele *decide* que algo deve acontecer, isso acontece. Ou, dito de outra maneira, tudo acontece porque Deus deseja que aconteça.

SOBERANIA UNIVERSAL

Isaías ensina que isso faz parte da própria essência do que significa ser Deus:

> [...] eu sou Deus, e não há outro;
> eu sou Deus, e não há outro semelhante a mim.
> Desde o princípio anuncio o que há de acontecer
> e desde a antiguidade revelo as coisas que ainda não sucederam.
> Eu digo: o meu conselho permanecerá em pé,
> e farei toda a minha vontade (Is 46.9-10).

Ser Deus é fazer com que seu próprio conselho permaneça em pé — sempre. Deus não apenas *declara* quais eventos futuros acontecerão; ele os *faz* acontecer.

Ele fala a sua palavra e depois acrescenta:"eu velo sobre a minha palavra para a *cumprir*" (Jr 1.12).

Isso significa aquilo que Jó aprendeu por meio de uma difícil experiência: "Bem sei que tudo podes, e nenhum dos teus planos pode ser frustrado" (Jó 42.2). Ou como Nabucodonosor aprendeu por meio de sua humilhação misericordiosa:

> Todos os moradores da terra são por ele reputados em nada; e, segundo a sua vontade, ele opera com o exército do céu e os moradores da terra; não há quem lhe possa deter a mão, nem lhe dizer: Que fazes? (Dn 4.35, com paralelismo poético).

Ou como o salmista diz:

> Tudo quanto aprouve ao SENHOR, ele o fez,
> nos céus e na terra, no mar e em todos os abismos (Sl 135.6).

Ou como o apóstolo Paulo resume:

> [Ele] faz todas as coisas conforme o conselho da sua vontade (Ef 1.11).

"Todas as coisas." Não algumas coisas. E "conforme o conselho da *sua* vontade", não de acordo com vontades ou forças externas a si mesmo.

Em outras palavras, a soberania de Deus é totalmente abrangente e universal. Ele tem domínio absoluto sobre este mundo. Ele governa vento (Lc 8.25), raios (Jó 36.32), neve (Sl 147.16), sapos (Êx 8.1-15), piolhos (Êx 8.16-19), moscas (Êx 8.20-32), gafanhotos (Êx 10.1-20), codornizes (Êx 16.6-8), vermes (Jn 4.7), peixes (Jn 2.10), pardais (Mt 10.29), grama (Sl 147.8), plantas (Jn 4.6), fome (Sl 105.16), sol (Js 10.12-13), portas da prisão (At 5.19), cegueira (Êx 4.11; Lc 18.42), surdez (Êx 4.11; Mc 7.37), paralisia (Lc 5.24-25), febre (Mt 8.15), toda doença (Mt 4.23), planos de viagem (Tg 4.13-15), coração de reis (Pv 21.1; Dn 2.21), nações (Sl 33.10), assassinos (At 4.27-28) e morte espiritual (Ef 2.4-5) — e todos eles fazem sua vontade soberana.

NÃO É UMA ÉPOCA PARA VISÕES SENTIMENTALISTAS DE DEUS

Portanto, o coronavírus foi enviado por Deus. Esta não é uma época para visões sentimentalistas de Deus. É uma época agridoce. E Deus a ordenou. Deus governa sobre ela. Ele a trará ao fim. Nenhuma parte está fora do seu domínio. Vida e morte estão em suas mãos.

Jó não pecou com os lábios (Jó 1.22) quando disse:

> Nu saí do ventre de minha mãe e nu voltarei. O SENHOR *o deu e o SENHOR o tomou*; bendito seja o nome do SENHOR (Jó 1:21, ênfase acrescida).

O Senhor deu. E o Senhor tomou. O Senhor tomou os dez filhos de Jó.

Na presença de Deus, ninguém tem direito à vida. Cada respiração que damos é um presente da graça. Cada batida do coração, imerecida. A vida e a morte estão, em última instância, nas mãos de Deus:

> Vejam, agora, que eu, sim, eu sou Ele,
> e que não há nenhum deus além de mim;
> eu mato e eu faço viver;
> eu firo e eu saro;
> e não há quem possa livrar alguém da minha mão
> (Dt 32.39).

Portanto, ao refletirmos sobre o nosso futuro com o coronavírus — ou qualquer outra situação de risco de vida — Tiago nos diz como devemos pensar e falar:

> Em vez disso, deveriam dizer: "Se Deus quiser, não só viveremos, como também faremos isto ou aquilo" (Tiago 4:15).

Se ele quiser, viveremos. Caso contrário, não.

Quiçá, não viverei para ver este livro publicado. Eu tenho pelo menos um parente infectado com o coronavírus. Tenho setenta e quatro anos e meus pulmões estão comprometidos com um coágulo de sangue e bronquite sazonal. Mas esses fatores, em última instância, não decidem. Deus decide. Essas são boas notícias? Sim. Vou tentar mostrar o porquê no próximo capítulo.

5
A DOÇURA DO SEU REINADO

Por que eu deveria receber a notícia da soberania de Deus sobre o coronavírus e sobre a minha vida como um doce ensino? O segredo, eu disse, é saber que *a soberania que poderia parar a crise do coronavírus, ainda que não o faça, é a mesma soberania que sustenta a alma durante esse tempo*. Em outras palavras, se tentarmos livrar Deus de sua soberania sobre o sofrimento, sacrificamos sua soberania de tornar todas as coisas para o bem.

O DESTRONAMENTO DE DEUS NÃO É UMA BOA NOTÍCIA

A mesma soberania que governa a doença é a soberania que sustenta durante a perda. A mesma soberania que tira a vida é a soberania que venceu a morte e que leva os crentes para o lar celestial e para Cristo. Não é doce pensar que Satanás, doença, sabotagem, destino ou acaso têm a última palavra na minha vida. Isso *não* é uma boa notícia.

Que Deus reina é uma boa notícia. Por quê? Porque Deus é santo, e justo, e bom. E ele é infinitamente sábio. "Com Deus estão a sabedoria e a força; ele tem conselho e entendimento" (Jó 12.13). "O seu entendimento não se pode medir" (Sl 147.5). "Ó profundidade da riqueza, tanto da sabedoria como do conhecimento de Deus!" (Rm 11.33). Seu grande alvo é que "a multiforme sabedoria de Deus se torne conhecida dos principados e das potestades nas regiões celestiais" (Ef 3.10).

Nada o surpreende, confunde ou desorienta. Seu poder infinito repousa nas mãos de santidade, retidão e bondade infinitas — e sabedoria. E tudo isso está ao serviço daqueles que confiam em seu Filho, Jesus Cristo. O que Deus fez ao enviar Jesus para morrer pelos pecadores tem tudo a ver com o coronavírus.

COMO DEUS ASSEGUROU "TODAS AS COISAS" PARA PECADORES

Aqui está a conexão, em Romanos 8:32: "Aquele que não poupou o seu próprio Filho, mas por todos nós o entregou, será que não nos dará graciosamente com ele todas as coisas?". Isso significa que a vontade de Deus de enviar seu Filho para ser crucificado em nosso lugar é sua declaração e validação de que ele usará toda a sua soberania para nos dar "todas as coisas". "[Será] que não nos dará graciosamente com ele todas as coisas?", significando: ele certamente irá. É garantido pelo sangue de seu Filho.

E o que são "todas as coisas"? São as coisas que precisamos para fazer a sua vontade, glorificar seu nome e chegar em segurança à sua alegre presença.

Três versículos depois, Paulo explica como isso funciona na vida real — no coronavírus. Como fica quando o compromisso de Deus, que é infinito e certificado com sangue, em nos dar "todas as coisas" encontra o coronavírus? Aqui está o que ele diz:

> Quem nos separará do amor de Cristo? Será a tribulação, ou a angústia, ou a perseguição, ou a fome, ou a nudez, ou o perigo ou a espada? Como está escrito: "Por amor de ti, somos entregues à morte continuamente; fomos considerados como ovelhas para o matadouro." Em todas estas coisas, porém, somos mais que vencedores, por meio daquele que nos amou (Rm 8.35-37).

Não deixe passar batido estas palavras dolorosas e surpreendentes: "somos entregues à morte continuamente". Isso significa que "todas as coisas" que Deus nos dará, porque ele não poupou seu Filho, inclui nos trazer em segurança pela morte. Ou como ele diz em Romanos 8.38-39: "Porque eu estou bem certo de que nem a morte, nem a vida... poderá nos separar do amor de Deus, que está em Cristo Jesus, nosso Senhor".

O QUE SATANÁS INTENTA PARA O MAL

Mesmo que Satanás, em sua coleira divina, esteja envolvido em nosso sofrimento e em nossa morte, ele não é definitivo. Ele não pode nos ferir sem a permissão e limitação de Deus (Jó 1.12; Lc 22.31; 2Co 12.7). E, no final, é correto dizermos a Satanás o que José disse a seus irmãos que o venderam como escravo: "Vós, na verdade, intentastes o mal contra mim; porém Deus o intentou para o bem" (Gn 50.20, TB).

Cuidado para não diluir isso. O texto *não* diz "Deus *usou* para o bem" ou "Deus *tornou* em bem". Diz: "Deus *intentou* para o bem".[4] Eles tinham um propósito maligno. Deus tinha um propósito benigno. Deus não começou a limpar a bagunça no meio daquela situação pecaminosa. Ele tinha um propósito, uma intenção desde o começo. Desde o início, ele a intentou para o bem.

Essa é a chave para o conforto quando a maldade dos homens e a maldade de Satanás integram o nosso sofrimento. Em Cristo, temos todo o direito de dizer a Satanás (ou aos homens maus): "Você intentou para o mal. Mas Deus intentou para o bem". Nem Satanás, nem doenças, nem ímpios são soberanos. Somente Deus é. E ele é bom —, e sábio, e soberano.

---

[4] N.T.: Muitas versões em português trazem a tradução "tornar em bem" ou similar, porém, no original, o verbo usado para os irmãos e para Deus é o mesmo, com o sentido de intentar, planejar. Cf. Mauro Meister, "Deus tornou o mal em bem? Uma avaliação da tradução de Gênesis 50.20?", *Fides reformata* XVII, nº 1 (2012), 79-87.

NEM UM PARDAL, TODO CABELO
Jesus expressa a doçura da soberania de Deus para seus discípulos de forma singularmente bela:

> Não se vendem dois pardais por uma moedinha? Entretanto, nenhum deles cairá no chão sem o consentimento do Pai de vocês. E, quanto a vocês, até os cabelos da cabeça de vocês estão todos contados. Portanto, não temam! Vocês valem bem mais do que muitos pardais (Mt 10.29-31).

Nem um pardal cai a não ser pelo plano de Deus. Nenhum vírus se move a não ser pelo plano de Deus. Esta é uma soberania meticulosa. E o que Jesus disse a seguir? Três coisas: vocês valem bem mais do que muitos pardais; os cabelos da cabeça de vocês estão numerados; não temam.

Por que não? Porque a meticulosa soberania de Deus — quer vivamos ou morramos — serve à sua santidade, justiça, bondade e sabedoria. Em Cristo, não somos peões dispensáveis. Nós somos seus filhos valiosos. "Vocês valem bem mais do que muitos pardais."

Este é o segredo mencionado anteriormente: saber que *a soberania que poderia parar a crise do coronavírus, ainda que não o faça, é a mesma soberania que sustenta a alma durante esse tempo*. E não apenas sustenta, mas faz com que tudo, amargo e doce, trabalhe em conjunto para o nosso bem — o bem daqueles que amam a Deus e são chamados em Cristo (Rm 8.28-30).

IMORTAL ATÉ QUE MEU TRABALHO ESTEJA CONCLUÍDO

Esse tipo de confiança sólida diante da morte encorajou o povo de Cristo por dois mil anos. A verdade da sábia e boa soberania de Deus tem sido o poder estabilizador de milhares de cristãos nos sacrifícios de amor.

Por exemplo, Henry Martyn, missionário na Índia e na Pérsia, que morreu de peste (como o coronavírus) quando tinha 31 anos (16 de outubro de 1812), escreveu em seu diário em janeiro de 1812:

> Ao que parece, o presente ano será mais perigoso do que qualquer outro que eu tenha visto; mas se eu viver para completar o Novo Testamento persa, minha vida depois disso será de menor importância. Mas seja minha a vida ou a morte, que Cristo seja magnificado em mim! Se ele tem um trabalho para eu fazer, não posso morrer.[5]

Isso costuma ser parafraseado como "sou imortal até que a obra de Cristo para mim seja concluída". Isto é profundamente verdadeiro. E repousa diretamente na realidade de que a vida e a morte estão nas mãos do

---

5   Henry Martyn, *Journals and Letters of Henry Martyn* (New York: Protestant Episcopal Society, 1861), 460.

nosso Deus soberano. De fato, toda a causa de Cristo está nas mãos dele. Sete anos antes, Martyn, aos 24 anos, escrevera:

> Se Deus não fosse o soberano do universo, quão miserável eu deveria ser! Mas o Senhor reina, que a terra se alegre. E a causa de Cristo prevalecerá. Ó minha alma, seja feliz nesta prospectiva.[6]

---

6 Martyn, *Journals and Letters*, 210.

PARTE 2

O QUE DEUS ESTÁ FAZENDO ATRAVÉS DO CORONAVÍRUS?

PENSAMENTOS PRELIMINARES:
VER E APONTAR

Se Deus não foi destronado, se, de fato, ele governa "todas as coisas conforme o conselho da sua vontade" (Ef 1.11), e se esse surto de coronavírus, com toda a sua devastação, estiver em suas santas, justas, boas e sábias mãos, então o que ele está fazendo? Quais são os seus propósitos?

PARE DE CONFIAR NO HOMEM
A primeira coisa a dizer, antes de tentar responder a essa pergunta, é que, comparada à sabedoria de Deus, minha opinião não conta para nada. A sua também não. O que pensamos, de nossas próprias cabeças, é de pouca importância. A Bíblia diz que "quem confia no próprio entendimento é tolo" (Pv 28.26, NVT). Em vez disso, somos orientados: "Confie no SENHOR de todo o seu coração e não se apoie no seu próprio entendimento" (Pv 3.5).

Nós, humanos, somos finitos, pecadores, culturalmente condicionados e moldados (e deformados) por nossos genes e por nossa história pessoal. De nosso coração, mente e boca surgem todos os tipos de racionalizações cheias de justificativa própria em prol das nossas próprias preferências. Portanto, seria sensato prestar atenção ao profeta Isaías quando diz: "Parem de confiar no homem, cuja vida não passa de um sopro em suas narinas. Que valor ele tem?" (Is 2.22).

Não seria, portanto, presunção minha, ainda mais com uma seção intitulada "O que Deus está fazendo através do coronavírus?", escrever este livro?

Não. Não é presunçoso. Não se Deus falou nas Escrituras cristãs. Não se Deus se inclinou a falar em palavras humanas, para que possamos verdadeiramente (embora, parcialmente) conhecê-lo e conhecer seus caminhos. Não se as palavras de Paulo forem verdadeiras: "Deus derramou [sua graça] abundantemente sobre nós em toda a sabedoria e entendimento. Ele nos revelou o mistério da sua vontade" (Ef 1.8-9). Não se, como Paulo diz: "*Ao lerem* o que escrevi, poderão entender a minha compreensão do mistério de Cristo" (Ef 3.4, ênfase acrescida).

Deus não está em silêncio sobre o que está fazendo neste mundo. Ele nos deu as Escrituras. No capítulo 2, apontei algumas das razões pelas quais podemos confiar na Bíblia como a palavra de Deus. Portanto, meu objetivo não é inventar ideias sobre o que Deus pode estar fazendo. Meu objetivo é ouvir a palavra dele nas Escrituras e transmitir a você o que eu ouço.

QUÃO INESCRUTÁVEIS SÃO OS SEUS CAMINHOS

Outra coisa que devo dizer, antes de tentar responder à pergunta "o que Deus está fazendo?", é que ele está sempre fazendo um bilhão de coisas que não sabemos:

> São muitas, Senhor, Deus meu,
> as maravilhas que tens operado e também os teus
> desígnios para conosco;
> não há ninguém que possa se igualar a ti.
> Eu quisera anunciá-los e deles falar,
> mas são mais do que se pode contar
> (Sl 40.5).

Seus desígnios com o coronavírus não são apenas incontáveis; eles são, de muitas maneiras, inescrutáveis. "Ó profundidade da riqueza, tanto da sabedoria como do conhecimento de Deus! Quão insondáveis são os seus juízos, e quão inescrutáveis, os seus caminhos!" (Rm 11.33, ARA). Mas quando Paulo escreveu isso, ele não estava dizendo: "Então feche sua Bíblia e crie sua própria realidade".

Pelo contrário, essas palavras sobre os caminhos inescrutáveis de Deus foram escritas como um clímax para onze capítulos das melhores notícias do mundo, todas escritas para serem entendidas. Por exemplo, quando Paulo aborda a inevitabilidade do sofrimento, ele diz:

> E não somente isto, mas também nos gloriamos nas tribulações, *sabendo* que a tribulação produz perseverança, a perseverança produz experiência e a experiência produz esperança. Ora, a esperança não nos deixa decepcionados, porque o amor de Deus é derramado em nosso coração pelo Espírito Santo, que nos foi dado. (Rm 5.3-5, ênfase acrescida)

"Sabendo"! As Escrituras foram registradas para que possamos *saber* as coisas que Deus revelou. Especialmente sobre o sofrimento — incluindo este surto de coronavírus. Então, "inescrutável" significa que Deus está sempre fazendo mais do que podemos ver — e mesmo o que podemos ver, não teríamos visto se ele não o tivesse revelado.

APONTANDO PARA A REALIDADE

Então, meu trabalho aqui não é imaginar, como na famosa canção de John Lennon.[7] Ele nos diz para imaginar que não há paraíso, nem inferno, mas apenas o céu azul. E então ele diz que essa imaginação é fácil. Basta tentar. Certo. De fato, *é* fácil. Fácil demais. O coronavírus exige realidades difíceis, não imaginações fáceis. Deus e sua palavra são a realidade de que precisamos — a Rocha sob nossos pés. Então, meu objetivo aqui é apontar para

---

7 John Lennon, "Imagine," produzido por John Lennon, Yoko Ono e Phil Spector, Abbey Road, London, 1971.

a realidade, não criar a realidade. Meu objetivo é ouvir e declarar o que Deus disse ao invés de imaginar.

Vou apontar o que a Bíblia ensina e depois fazer as conexões com o coronavírus. Cabe a você julgar o que está correto.

Digo isso porque é o que Jesus falou sobre "discernir esta época". Ele ficou indignado que as pessoas pudessem usar seu raciocínio para entender os padrões climáticos, mas não a divina atividade de Deus na história:

> Hipócritas! Vocês sabem interpretar a aparência da terra e do céu, mas não sabem discernir esta época? E por que não julgam também por vocês mesmos o que é justo? (Lc 12.56-57).

Portanto, minha esperança é que você peça a ajuda de Deus, olhe para a palavra de Deus e julgue por si mesmo o que está correto. Espero que você prove pelas Escrituras o que digo (1Jo 4.1), e retenha o que é bom (1Ts 5.21).

SEIS CAMINHOS A SEGUIR

O que Deus está fazendo através do coronavírus? Muitas páginas poderiam ser escritas sobre cada uma das seis respostas que darei a essa pergunta. Mas com a urgência da presente hora, não tenho tempo para isso. Apenas apontarei os caminhos da verdade bíblica, os quais espero que você siga depois de terminar este livro. Eu gostaria que pudéssemos caminhar juntos por esses caminhos. Mas preciso deixar isso com você. Que Deus guie seus passos.

O que Deus está fazendo através do coronavírus?

6
ILUSTRANDO O HORROR MORAL

RESPOSTA 1
Deus está dando ao mundo, no surto de coronavírus, assim como em todas as outras calamidades, uma ilustração física do horror moral e da feiura espiritual do desdenhoso pecado.

De fato, o pecado é o motivo de toda a miséria física existir. O terceiro capítulo da Bíblia descreve a entrada do pecado no mundo. Ele mostra que o pecado é a origem de devastação e miséria globais (Gn 3.1-19). Paulo resumiu em Romanos 5.12: "Portanto, assim como por um só ser humano entrou o pecado no mundo, e pelo pecado veio a morte, assim também a morte passou a toda a humanidade, porque todos pecaram".

O mundo está quebrado desde então. Toda a sua beleza está entrelaçada com o mal, com desastres, com doenças e com frustrações. Deus o criou perfeito. "Deus viu tudo o que havia feito, e eis que era muito bom" (Gn 1.31). Mas, desde a queda da humanidade no pecado até os dias de hoje, a história, mesmo com todas as suas maravilhas, é uma esteira transportadora de cadáveres.

A QUEDA É JUÍZO
A Bíblia não vê esse quebrantamento como algo meramente natural, mas como o juízo de Deus em um mundo permeado pelo pecado. Aqui está como Paulo descreveu os efeitos do juízo de Deus no mundo por causa do pecado:

> Pois a criação está sujeita à vaidade, não por sua própria vontade, mas por causa daquele que a sujeitou, na esperança de que a própria criação será libertada do cativeiro da corrupção, para a liberdade da glória dos filhos de Deus. Porque sabemos que toda a criação a um só tempo geme e suporta angústias até agora. (Rm 8.20-22)

Vaidade. Cativeiro da corrupção. Geme. Estas são imagens de devastação e miséria globais desde que o pecado entrou no mundo. E Paulo diz que essa devastação se deve ao julgamento de Deus: "a criação está *sujeita* à vaidade… por causa daquele que *a sujeitou*, na esperança…" (Rm 8.20). Satanás não a sujeitou em esperança. Adão não a sujeitou em esperança. Deus o fez.

Como Paulo disse em Romanos 5.16: "o julgamento derivou de uma só ofensa, para a condenação".

JUÍZO ATÉ SOBRE SEUS FILHOS

Certamente, essa passagem está cheia de esperança — "a liberdade da glória dos filhos de Deus" (Rm 8.21). Deus tem um plano deslumbrante para uma nova criação, onde ele "enxugará dos olhos toda lágrima" (Ap 21.4). Mas, por enquanto, estamos todos sob o seu juízo. Ele submeteu o mundo à morte, tragédia e miséria.

Sim, até os seus próprios filhos — aqueles a quem ele predestinou para a adoção (Ef 1.5), redimiu pelo sangue de seu Filho (Ef 1.7) e designou para a vida eterna (Ef 1.18) —, até mesmo nós sofremos e morremos por causa do juízo de Deus na queda. Nós, "que temos as primícias do Espírito, igualmente gememos em nosso íntimo, aguardando a adoção de filhos, a redenção do nosso corpo" (Rm 8.23). *Cristãos* são atingidos por tsunamis. *Cristãos* são mortos em ataques terroristas. *Cristãos* pegam o coronavírus.

PURIFICAÇÃO, NÃO PUNIÇÃO

A diferença para os cristãos — aqueles que abraçam a Cristo como seu tesouro supremo — é que a nossa experiência com essa corrupção não é condenatória. "Agora, pois, já não existe nenhuma condenação para os que estão em Cristo Jesus" (Rm 8.1). A dor para nós é purificadora, não punitiva.

"Deus não nos destinou à ira" (1Ts 5.9). Nós morremos de doenças e desastres como todo ser humano. Mas para aqueles que estão em Cristo, o "aguilhão" da morte foi removido (1Co 15.55). "Morrer é lucro" (Fp 1.21). Partir é "estar com Cristo" (Fp 1.23).

SATANÁS É REAL — E LIMITADO

Quando rastreio as misérias deste mundo de volta ao juízo de Deus, não estou fechando os olhos para o fato de que Satanás está muito envolvido com nossa miséria global. A Bíblia o chama de "o deus deste mundo" (2Co 4.4) e "o príncipe deste mundo" (Jo 12.31, NVI) e "o príncipe da potestade do ar" (Ef 2.2). Ele tem sido um "assassino desde o princípio" (Jo 8.44). Ele aprisiona e oprime com muitas doenças (Lc 13.16; At 10.38).

Mas Satanás está preso em uma coleira. A coleira está nas mãos de Deus. Ele não age sem a licença de Deus. Ele age apenas com permissão e limitação (Jó 1.12; 2.6; Lc 22.31; 2Co 12.7). Deus decide, em última instância, a extensão do dano de Satanás. Ele não está separado do juízo de Deus. Ele o serve — involuntariamente.

A QUESTÃO CHAVE

Agora, aqui está a questão que torna o propósito do coronavírus mais nítido. Por que Deus trouxe um juízo *físico* ao mundo por um mal *moral*? Adão e Eva desafiaram a Deus. Seus corações se voltaram contra Deus.

Eles preferiram sua própria sabedoria à dele. Eles escolheram independência e não confiança. Esse *desafiar, preferir* e *escolher* era um mal espiritual e moral. Foi um pecado primeiro na alma, não no corpo. Foi primeiro em direção a Deus, não ao homem.

Mas em resposta à rebelião moral e espiritual, Deus submeteu o mundo *físico* ao desastre e à miséria. Por quê? Por que não deixar o mundo físico em boa ordem e trazer miséria à alma humana, já que foi aí que tudo começou?

UMA RESPOSTA

Aqui está minha sugestão: Deus amaldiçoou o mundo físico para que os horrores físicos que vemos ao nosso redor em doenças e calamidades se tornassem uma ilustração vívida de quão horrível é o pecado. Em outras palavras, *o mal físico é uma parábola, um drama, uma sinalização que indica o ultraje moral de rebelar-se contra Deus.*

Por que isso seria adequado? Porque em nossa condição atual, após a queda, cegados pelo pecado, não podemos ver ou sentir como o pecado contra Deus é repugnante. Dificilmente alguém no mundo sente o horror de preferir outras coisas a Deus. Quem perde o sono sobre o nosso menosprezar diário de Deus por negligência e afronta?

Mas, ó, como sentimos nossa dor física! Quão indignados podemos ficar se Deus tocar nossos corpos! Podemos não nos entristecer pela maneira como desprezamos a Deus todos os dias em nossos corações.

Mas deixe o coronavírus vir e ameaçar nossos corpos, e ele tem nossa atenção. Terá? *A dor física é a trombeta de Deus para nos dizer que algo está terrivelmente errado no mundo.* Doença e deformidade são ilustrações de Deus no reino *físico* de como é o pecado no reino *espiritual*.

E isso é verdade, mesmo que algumas das pessoas mais piedosas do mundo sofram essas doenças e deformidades. As calamidades são uma prévia de Deus do que o pecado merece e do que um dia receberá mil vezes pior em juízo. São avisos. São alarmes para nos despertar para o horror moral e a feiura espiritual do pecado contra Deus.

Ah, que todos pudéssemos ver e sentir quão repugnante, quão ofensivo e quão abominável é desprezar o nosso Criador, duvidar dele, ignorá-lo, menosprezá-lo e dar-lhe menos atenção em nossos corações do que damos ao estilo dos nossos cabelos.

Precisamos ver isso e sentir isso, ou não nos voltaremos para Cristo, a fim de sermos salvos da feiura do pecado. Podemos clamar para escapar da *penalidade* do pecado. Mas será que veremos e odiaremos a *feiura* moral e desdenhosa do pecado? Se não o fizermos, não será porque Deus não forneceu retratos vívidos disso na miséria física — como o coronavírus. Portanto, Deus está misericordiosamente clamando nestes dias: Acorde! O pecado contra Deus é assim! É horrível e feio. E muito mais perigoso que o coronavírus.

7
ENVIANDO JULGAMENTOS DIVINOS ESPECÍFICOS

RESPOSTA 2
Algumas pessoas serão infectadas com o coronavírus como um julgamento específico de Deus por causa de suas atitudes e ações pecaminosas.

O fato de toda miséria ser resultado da queda — resultado da entrada do pecado desdenhoso no mundo — não significa que todo sofrimento individual seja um julgamento específico de pecados pessoais. Por exemplo, o sofrimento de Jó não era devido a seus pecados particulares. A primeira frase desse livro deixa isso claro: "[Jó] era íntegro e reto, temia a Deus e se desviava do mal" (Jó 1.1).

E como vimos anteriormente, o próprio povo de Deus experimenta muitos dos efeitos físicos de seu juízo. O apóstolo Pedro colocou desta forma:

> Porque chegou o tempo de começar o juízo pela casa de Deus; e, se começa por nós, qual será o fim

daqueles que não obedecem ao evangelho de Deus? E, "se é com dificuldade que o justo é salvo, que será do ímpio e do pecador?" (1Pe 4.17-18).

Para a "casa de Deus", esse juízo divino é purificador, não punitivo — não é uma condenação. Portanto, nem todo sofrimento é devido aos juízos específicos de Deus sobre pecados específicos. Contudo, às vezes, Deus usa doenças para trazer juízos particulares sobre aqueles que o rejeitam e se entregam ao pecado.

EXEMPLOS DE JUÍZOS ESPECÍFICOS SOBRE PECADOS ESPECÍFICOS

Vou dar dois exemplos de juízos específicos sobre pecados específicos.

Em Atos 12, o rei Herodes se exaltou, deixando-se chamar de deus. "No mesmo instante, um anjo do Senhor feriu Herodes, por ele não haver dado glória a Deus; e, comido de vermes, morreu" (At 12.23). Deus pode fazer isso com todos os que se exaltam. O que significa que devemos nos surpreender que mais de nossos governantes não caiam mortos todos os dias por causa de sua arrogância diante de Deus e do homem. É uma grande misericórdia Deus se refrear.

Outro exemplo é o pecado da relação homossexual. Em Romanos 1.27, o apóstolo Paulo diz: "Da mesma forma, também os homens, deixando o contato natural da mulher, se inflamaram mutuamente em sua sensualidade, cometendo indecência, homens com homens, e recebendo, em si mesmos, a merecida punição do seu erro". Essa "merecida punição" é o efeito doloroso "em si mesmos" do pecado.

Essa "merecida punição" é apenas um exemplo do juízo de Deus que vemos em Romanos 1.18, o qual diz: "A ira de Deus se revela do céu contra toda impiedade e injustiça dos seres humanos que, por meio da sua injustiça, suprimem a verdade". Portanto, embora nem todo sofrimento seja um juízo específico para pecados específicos, alguns o são.

QUE TODA ALMA SEJA SONDADA

Portanto, o coronavírus nunca é de forma simplista um castigo a qualquer pessoa. O cristão mais amoroso e cheio do Espírito, cujos pecados foram perdoados por meio de Cristo, pode morrer da doença do coronavírus. Mas é apropriado que todos nós sondemos nosso próprio coração para discernir se nosso sofrimento é o juízo de Deus sobre a maneira como vivemos.

Se formos a Cristo, podemos saber que o nosso sofrimento não é o juízo punitivo de Deus. Podemos saber disso porque Jesus disse: "quem ouve a minha palavra e crê naquele que me enviou tem a vida eterna, não entra em juízo, mas passou da morte para a vida" (Jo 5.24). "Agora, pois, já não existe nenhuma condenação para os que estão em Cristo Jesus" (Rm 8.1). É disciplina, não destruição. "Porque o Senhor corrige a quem ama e castiga todo filho a quem aceita" (Hb 12.6).

8
DESPERTANDO-NOS PARA A SEGUNDA VINDA

RESPOSTA 3
O coronavírus é um alerta de Deus para estarmos prontos para a segunda vinda de Cristo.

Embora a história da igreja cristã esteja entulhada de previsões fracassadas do fim do mundo, continua sendo verdade que Jesus Cristo está voltando. "Homens da Galileia", disse o anjo na partida de Jesus, "por que vocês estão olhando para as alturas? Esse Jesus que foi levado do meio de vocês para o céu virá do modo como vocês o viram subir" (At 1.11).

Na sua vinda, ele julgará o mundo:

> Quando o Filho do Homem vier na sua majestade e todos os anjos com ele, então se assentará no trono da sua glória. Todas as nações serão reunidas em sua presença, e ele separará uns dos outros, como o pastor separa as ovelhas dos cabritos (Mt 25.31-32).

Para os que não estão prontos para encontrar a Cristo, esse dia chegará subitamente como uma armadilha:

> Tenham cuidado para não acontecer que o coração de vocês fique sobrecarregado com as consequências da orgia, da embriaguez e das preocupações deste mundo, e para que aquele dia não venha sobre vocês repentinamente (Lc 21.34).

DORES DE PARTO

Jesus disse que haveria indicadores de sua vinda — como guerras, fomes e terremotos (Mt 24.7). Ele chamou esses sinais de "dores de parto" (Mt 24.8, NTLH). A imagem é da terra como uma mulher em trabalho de parto, tentando dar à luz o novo mundo, que Jesus trará à existência em sua vinda.

Paulo retoma essa imagem em Romanos 8.22 e referiu as dores de parto a *todos* os gemidos desta época — a todas as misérias de desastres e doenças (como o coronavírus). Ele nos imaginou em nossas doenças como parte das dores de parto do mundo. Nós gememos enquanto aguardamos a redenção de nossos corpos na vinda de Jesus, quando ele ressuscitará os mortos e nos dará corpos novos e gloriosos (Fp 3.21):

> [...] a própria natureza criada será libertada da escravidão da decadência em que se encontra,

recebendo a gloriosa liberdade dos filhos de Deus. Sabemos que toda a natureza criada geme até agora, *como em dores de parto*. E não só isso, mas nós mesmos, que temos os primeiros frutos do Espírito, gememos interiormente, esperando ansiosamente nossa adoção como filhos, a redenção do nosso corpo (Rm 8.21-23, ênfase acrescida).

VIGIEM!

Meu ponto é o seguinte: Jesus quer que vejamos as dores de parto (incluindo o coronavírus) como lembretes e alertas de que ele está vindo e que precisamos estar prontos. "Estejam também vocês preparados, porque o Filho do Homem virá à hora em que vocês menos esperam" (Mt 24.44).

Você não precisa ter uma data precisa para levar a sério o que Jesus diz. E o que ele diz é inconfundível: "Estejam de sobreaviso e *vigiem*, porque vocês não sabem quando será o tempo... Portanto, *vigiem*, porque vocês não sabem quando virá o dono da casa... O que, porém, digo a vocês, digo a todos: *vigiem*!" (Mc 13.33-37).

A mensagem está clara. Vigiem. Vigiem. Vigiem. E as dores de parto do mundo natural foram intencionadas para passar essa mensagem. Mas quantas pessoas não estão vigiando! Mesmo com toda as suas atividades frenéticas, elas dormem profundamente em relação à vinda de Jesus Cristo. O perigo é grande. E o coronavírus é um alerta misericordioso para estarmos prontos.

O caminho para estar pronto é vir a Jesus Cristo, receber o perdão pelos pecados e andar na sua luz. Então você estará entre aqueles que

> [...] não estão em trevas, para que esse Dia os apanhe de surpresa como ladrão. Porque vocês todos são filhos da luz... Assim, pois... vigiemos e sejamos sóbrios. [...] Porque Deus não nos destinou para a ira, mas para alcançar a salvação mediante nosso Senhor Jesus Cristo, que morreu por nós para que, quer vigiemos, quer durmamos, vivamos em união com ele (1Ts 5.4-10).

9
REALINHANDO-NOS AO VALOR INFINITO DE CRISTO

RESPOSTA 4
O coronavírus é a chamada estrondosa de Deus para nos arrependermos e realinharmos as nossas vidas ao valor infinito de Cristo.

O coronavírus não é exclusivo como chamada ao arrependimento. De fato, todos os desastres naturais — sejam inundações, fomes, gafanhotos, tsunamis ou doenças — são convocações dolorosas e misericordiosas de Deus para nos arrependermos.

Vemos isso pela maneira como Jesus responde ao desastre em Lucas 13.1-5:

> Naquela mesma ocasião, estavam ali algumas pessoas que falaram para Jesus a respeito dos galileus cujo sangue Pilatos havia misturado com os sacrifícios que os mesmos realizavam. Então Jesus lhes disse: Vocês pensam que esses galileus eram

> mais pecadores do que todos os outros galileus, por terem padecido estas coisas? Digo a vocês que não eram; se, porém, não se arrependerem, todos vocês também perecerão. E, quanto àqueles dezoito sobre os quais desabou a torre de Siloé e os matou, vocês pensam que eles eram mais culpados do que todos os outros moradores de Jerusalém? Digo a vocês que não eram; mas, se não se arrependerem, todos vocês também perecerão.

Pilatos havia executado adoradores no templo. A torre em Siloé desabou e matou dezoito transeuntes. Um desastre foi fruto da maldade humana. O outro foi aparentemente um acidente.

O SIGNIFICADO DA CALAMIDADE — PARA VOCÊ

As multidões querem saber de Jesus: "Qual é o significado disso? Foi um ato de juízo específico de Deus sobre pecados específicos?" A resposta de Jesus é maravilhosa. Ele extrai um significado desses desastres que se relaciona com todos, não apenas com os que morreram. Nos dois casos, ele diz: "Não, aqueles que foram mortos por Pilatos e aqueles que foram esmagados pela torre não foram pecadores piores do que... vocês".

Vocês? Por que ele ressalta o pecado *deles*? Eles não estavam pedindo a opinião de Jesus sobre seus *próprios* pecados. Eles estavam curiosos sobre os outros.

Eles queriam saber o que os desastres significavam para as vítimas, não para o resto de nós.

É isso que torna a resposta de Jesus maravilhosa. Em essência, ele disse que o significado daqueles desastres é para *todos*. E a mensagem é "arrependa-se ou pereça". Ele diz isso duas vezes: "se, porém, não se arrependerem, todos vocês também perecerão" (Lc 13.3); "se não se arrependerem, todos vocês também perecerão" (13.5).

UMA CHAMADA MISERICORDIOSA ENQUANTO HÁ TEMPO

O que Jesus estava fazendo? Ele estava redirecionando o espanto das pessoas. O espanto que levou aquelas pessoas a questionarem Jesus estava equivocado. Eles ficaram surpresos que algumas pessoas foram mortas tão cruelmente e esmagadas tão despropositadamente. Mas Jesus disse: "O que deveria lhes surpreender é que não foram *vocês* os que foram assassinados e esmagados. De fato, se vocês não se arrependerem, um dia encontrarão um juízo similar."

Disso, deduzo que Deus tem uma mensagem misericordiosa em todos esses desastres. A mensagem é que somos todos pecadores, destinados à destruição, e desastres são uma convocação graciosa de Deus para nos arrependermos e sermos salvos enquanto há tempo. Jesus trocou o foco dos mortos para os vivos e essencialmente disse: "Não vamos falar sobre os mortos; vamos conversar sobre *você*. Isso é mais urgente. O que aconteceu com eles é sobre *você*. Seu maior problema não é o pecado *deles*, mas o *seu* pecado." Eu entendo que essa é a mensagem de Deus para o mundo neste surto de coronavírus. Ele chama o mundo ao arrependimento enquanto há tempo.

O QUE SIGNIFICA "ARREPENDIMENTO"?

Vamos ser mais específicos. O que significa "arrependimento"? A palavra no Novo Testamento significa uma mudança de coração e mente. Não é uma mudança superficial de opinião, mas uma profunda transformação para que percebamos e valorizemos Deus e Jesus por quem realmente são. Jesus descreveu a mudança desta forma:

> Ame o Senhor, seu Deus, de todo o seu coração, de toda a sua alma e de todo o seu entendimento (Mt 22.37).

> Quem ama o seu pai ou a sua mãe mais do que a mim não é digno de mim; quem ama o seu filho ou a sua filha mais do que a mim não é digno de mim (Mt 10.37).

Em outras palavras, a mudança mais fundamental do coração e da mente que o arrependimento exige é valorizar Deus com tudo o que se é e valorizar Jesus mais do que todas as outras relações.

POR QUE JESUS NOS AMEAÇARIA COM A MORTE?

A razão pela qual Jesus disse que todos nós iremos também perecer se não nos arrependermos é que todos trocamos o tesouro que Deus é por coisas menores que amamos mais (Rm 1.22-23), e todos tratamos Jesus como menos desejável do que dinheiro, e entretenimento, e amigos, e família. A razão pela qual todos nós merecemos perecer não é uma lista de regras que quebramos, mas um valor infinito que desprezamos — o valor infinito de tudo o que Deus é para nós em Jesus Cristo.

DESPERTANDO DAS NOSSAS PREFERÊNCIAS SUICIDAS

Arrependimento significa despertar das nossas preferências suicidas por latão em vez de ouro, fundações de areia em vez de rocha sólida, brincadeiras na sarjeta em vez de férias na praia. Como C. S. Lewis escreve:

> Somos criaturas medíocres, brincando com bebida, sexo e ambição, quando a alegria infinita nos é oferecida, como uma criança ignorante que prefere fazer castelos de lama em meio à insalubridade por não imaginar o que significa o convite de passar um feriado na praia. Nos contentamos com muito pouco.[8]

A "alegria infinita" que Lewis menciona é a experiência de ver, saborear e compartilhar o valor, a beleza e a grandeza de Cristo.

---

8 C. S. Lewis, *O Peso da Glória* (Rio de Janeiro: Thomas Nelson Brasil, 2017), 32.

INSTIGADOS A CONFIAR EM CRISTO

O que Deus está fazendo através do coronavírus é nos mostrar — graficamente, dolorosamente — que nada neste mundo oferece a segurança e a satisfação que encontramos na grandeza e dignidade infinitas de Jesus. Essa pandemia global toma a nossa liberdade de locomoção, as nossas atividades comerciais e as nossas relações face a face. Isso tira a nossa segurança e o nosso conforto. E, em última instância, pode tirar as nossas vidas.

A razão pela qual Deus nos expõe a tais perdas é nos instigar a confiar em Cristo. Ou, em outras palavras, a razão pela qual ele faz da calamidade a ocasião para oferecer Cristo ao mundo é que a grandeza suprema e totalmente gratificante de Cristo brilha mais intensamente quando Cristo sustenta a alegria no sofrimento.

DOM DO DESESPERO

Considere, por exemplo, por que Deus levou Paulo a um ponto de desespero da própria vida:

> Porque não queremos, irmãos, que vocês fiquem sem saber que tipo de tribulação nos sobreveio na província da Ásia. Foi algo acima das nossas forças, a ponto de perdermos a esperança até da própria vida. De fato, tivemos em nós mesmos a sentença de morte, para que não confiássemos em

nós mesmos, e sim no Deus que ressuscita os mortos (2Co 1.8-9).

Paulo não vê essa experiência de desespero como satânica ou aleatória. Ela tem um propósito. E é o propósito de Deus que é mencionado: essa experiência de risco de vida foi "para que não confiássemos em nós mesmos, e sim no Deus que ressuscita os mortos" (1.9).

Esta é a mensagem do coronavírus: Pare de confiar em si mesmos e voltem-se para Deus. Você nem pode *conter* a morte. Deus pode *ressuscitar* os mortos. E, é claro, "confiar em Deus" não significa que os cristãos se tornam inativos. Cristãos nunca foram pessoas inativas. Isso significa que Deus é o fundamento, o padrão e o objetivo de todas as nossas ações. Como Paulo disse: "trabalhei muito mais do que todos eles; todavia, não eu, mas a graça de Deus comigo" (1Co 15.10).

O coronavírus nos chama a considerar Deus como a realidade mais presente e importante de nossas vidas. Nossas vidas dependem dele mais do que da respiração. E, às vezes, Deus tira o nosso fôlego para nos trazer para si mesmo.

O SIGNIFICADO DOS ESPINHOS

Ou considere o propósito de Deus no doloroso espinho na carne de Paulo:

> Para impedir que eu me exaltasse por causa da grandeza dessas revelações, foi-me dado um espinho na carne, um mensageiro de Satanás, para me atormentar. Três vezes roguei ao Senhor que o tirasse de mim. Mas ele me disse: "Minha graça é suficiente para você, pois o meu poder se aperfeiçoa na fraqueza". Portanto, eu me gloriarei ainda mais alegremente em minhas fraquezas, para que o poder de Cristo repouse em mim (2Co 12.7-9, NVI).

Paulo foi abençoado com grandes revelações. Deus viu o perigo do orgulho. Satanás viu o perigo da verdade e da alegria. Deus governa sobre a estratégia de Satanás, de modo que aquilo que Satanás pensa que arruinará o testemunho de Paulo, na verdade, contribui para a sua humildade e alegria. Paulo recebe um espinho na carne — um "mensageiro de Satanás". E um mensageiro de Deus! Não sabemos o que é esse espinho. Mas sabemos que espinhos são dolorosos. E sabemos que Paulo pediu três vezes que Cristo os retirasse.

Mas Cristo não o fez. Ele tem um propósito para essa dor. Ou seja, "meu poder se aperfeiçoa na fraqueza" (12.9). Seu propósito é que, através da fé e da alegria inabaláveis de Paulo, Cristo brilhe como sendo mais valioso que a saúde. A resposta de Paulo a esse propósito? "Eu me gloriarei ainda mais *alegremente* em minhas fraquezas" (12.9, ênfase acrescida).

Alegremente! Como pode ser? Por que Paulo está disposto a abraçar seu espinho com alegria? Porque seu maior objetivo na vida é que Cristo seja magnificado em seu corpo, seja pela vida ou pela morte (Fp 1.20). Ver a beleza de Cristo, estimar a Cristo como seu supremo tesouro, mostrar Cristo ao mundo como melhor que a saúde e a vida, essa foi a alegria de Paulo. Um belo poema chamado "O Espinho", de Martha Snell Nicholson (1898–1953), termina assim:

> Aprendi que Ele nunca dá um espinho
> sem essa graça adicional.
> Com o espinho prega de lado o véu
> que esconde sua face divina.

NA PERDA, GANHO

Paulo abraçou a perda, em parte, porque, na perda, Cristo foi mais plenamente ganho:

> Na verdade, considero tudo como perda, por causa da sublimidade do conhecimento de Cristo Jesus, meu Senhor. Por causa dele perdi todas as coisas e as considero como lixo, para ganhar a Cristo (Fp 3.8).

É isso que significa arrepender-se: experimentar uma mudança de coração e mente que valoriza Deus em Cristo mais do que a vida. "Porque a tua graça é *melhor do que a vida*; os meus lábios te louvam" (Sl 63.3, ênfase acrescida). Essa era a fé de Paulo. Isso era verdade na vida e na morte. Na vida, porque Cristo é a doçura de todo prazer, e melhor que todos eles. E na morte, porque "na tua presença há plenitude de alegria, à tua direita, há delícias perpetuamente" (Sl 16.11).

A pandemia de coronavírus é a experiência da perda — da perda menor da conveniência à perda maior de vidas. E se conhecermos o segredo da alegria de Paulo, poderemos experimentar a perda como ganho. É isso que Deus está dizendo ao mundo. Arrependa-se e realinhe sua vida ao infinito valor de Cristo.

10
CRIANDO BOAS OBRAS EM MEIO AO PERIGO

RESPOSTA 5
O coronavírus é a convocação de Deus ao seu povo para superar a autocomiseração e o medo e, com alegria corajosa, fazer as boas obras do amor que glorificam a Deus.

Jesus ensinou seus seguidores: "brilhe também a luz de vocês diante dos outros, para que vejam as boas obras que vocês fazem e glorifiquem o Pai de vocês, que está nos céus" (Mt 5.16). Geralmente não se nota sobre ser "sal da terra e luz do mundo" que o testemunho é mais salgado e mais brilhante justamente porque as boas obras deveriam ser feitas mesmo em meio ao sofrimento.

BRILHO NA ESCURIDÃO DO PERIGO

Jesus tinha acabo de dizer: "Bem-aventurados são vocês quando, por minha causa, os insultarem e os perseguirem, e, mentindo, disserem todo mal contra vocês. Alegrem-se e exultem, porque é grande a sua recompensa nos céus" (Mt 5.11-12). Então, sem interrupção, ele diz: "Vocês são o sal da terra... Vocês são a luz do mundo" (Mt 5.13-16).

Não são meras boas obras que dão ao cristianismo seu sabor e seu brilho. São boas obras a despeito do perigo. Muitos não cristãos fazem boas obras. Mas raramente as pessoas dão glória a Deus por causa delas.

Sim, o perigo em Mateus 5 era perseguição, e não doença. Mas o princípio permanece. As ações de amor no contexto do perigo — sejam doenças ou perseguições — apontam mais claramente para o fato de que essas ações são sustentadas pela esperança em Deus. Por exemplo, Jesus diz:

> [...] ao dar um banquete, convide os pobres, os aleijados, os coxos e os cegos, e você será bem-aventurado, pelo fato de não terem eles com que recompensá-lo. A sua recompensa você receberá na ressurreição dos justos. (Lc 14.13-14)

A esperança em Deus além da morte ("a sua recompensa você receberá na ressurreição") sustenta e fortalece boas obras que não têm perspectiva de recompensa nesta vida. O mesmo vale para as boas obras que nos colocam em perigo, especialmente o perigo de morte.

COMO PEDRO APLICOU OS ENSINOS DE JESUS

O apóstolo Pedro, mais do que qualquer outro escritor do Novo Testamento, capta o ensino explícito de Jesus sobre boas obras:

> Tendo conduta exemplar no meio dos gentios, para que, quando eles os acusarem de malfeitores, observando as boas obras que vocês praticam, glorifiquem a Deus no dia da visitação (1Pe 2.12).

E Pedro também faz o mesmo ponto sobre as boas obras diante do perigo. Ele diz: "os que sofrem segundo a vontade de Deus entreguem a sua alma ao fiel Criador, na prática do bem" (1Pe 4.19). Em outras palavras, não deixe a possibilidade — ou a realidade — de sofrer impedi-lo de fazer boas obras.

CRISTO MORREU PARA CRIAR BOAS OBRAS EM MEIO AO PERIGO

Pedro associa esse novo tipo de vida à morte de Jesus por nossos pecados: "carregando ele mesmo, em seu corpo, sobre o madeiro, os nossos pecados, para que nós, mortos para os pecados, *vivamos para a justiça*" (1Pe 2.24, ênfase acrescida). Por causa de Cristo, os cristãos matam o pecado e se dedicam a boas obras de justiça.

Paulo faz a mesma conexão entre a morte de Jesus e o zelo dos cristãos pelas boas obras: "[Cristo] deu a si mesmo por nós, a fim de nos remir de toda iniquidade e purificar, para si mesmo, um povo exclusivamente seu, *dedicado à prática de boas obras*." (Tt 2.14, ênfase acrescida).

Paulo também deixa claro que essas boas obras são destinadas a cristãos e a não-cristãos. "Enquanto tivermos oportunidade, façamos o bem a todos, mas principalmente aos da família da fé" (Gl 6.10). "Tenham cuidado para que ninguém retribua aos outros mal por mal; pelo contrário, procurem sempre o bem uns dos outros e o bem de todos" (1Ts 5.15).

CRISTO É MAGNIFICADO ATRAVÉS DA BONDADE ARRISCADA

O objetivo final de Deus para o seu povo é que glorifiquemos sua grandeza e magnifiquemos o valor de seu Filho Jesus Cristo. "[...] se vocês comem, ou bebem ou fazem qualquer outra coisa, façam tudo para a glória de Deus" (1Co 10.31). "Minha ardente expectativa e esperança é que... Cristo será engrandecido no meu corpo, quer pela vida, quer pela morte" (Fp 1.20). Deus glorificado em tudo. Cristo magnificado em vida e morte. Esse é o grande objetivo dado por Deus para a vida humana.

Portanto, um dos propósitos de Deus no coronavírus é que seu povo mate a autopiedade e o medo e se dedique a boas obras na presença do perigo. Os cristãos se inclinam para a necessidade, não para o conforto. Em direção ao amor, não à segurança. É assim que nosso Salvador é. Foi para isso que ele morreu.

EXEMPLO DA IGREJA PRIMITIVA

Rodney Stark, em seu livro sobre o triunfo do cristianismo, salienta que, nos primeiros séculos da Igreja Cristã, o "princípio verdadeiramente revolucionário era que o amor e a caridade cristã deveriam se estender além dos limites da família e até da fé, para todos os necessitados".[9]

Duas grandes pragas atingiram o Império Romano em 165 e 251 d.C. Fora da igreja cristã, não havia fundamento cultural ou religioso para misericórdia e sacrifício. "Não havia uma crença de que os deuses se importassem com os assuntos humanos."[10] E "a misericórdia era vista como um defeito de caráter e a pena como uma emoção patológica: porque a misericórdia envolve fornecer ajuda ou alívio imerecidos — é contrário à justiça".[11]

Portanto, enquanto um terço do império estava morrendo doente, os médicos fugiam para as suas terras rurais. Aqueles com sintomas eram expulsos de casa. Os sacerdotes abandonavam os templos. Mas Stark observa: "Os cristãos alegaram ter respostas e, acima de tudo, tomaram ações apropriadas".[12]

As *respostas* incluíram o perdão dos pecados por meio de Cristo e a esperança da vida eterna além da morte. Essa foi uma mensagem preciosa em uma época de desamparo médico e completa desesperança.

---

9 Rodney Stark, *The Triumph of Christianity: How the Jesus Movement Became the World's Largest Religion* (New York: Harper, 2011), 113.
10 Stark, *Triumph of Christianity*, 115.
11 Stark, *Triumph of Christianity*, 112.
12 Stark, *Triumph of Christianity* 116.

Quanto às *ações*, um grande número de cristãos cuidava dos doentes e moribundos. No final da segunda praga, o bispo Dionísio de Alexandria escreveu uma carta enaltecendo os membros de sua igreja:

> A maioria de nossos irmãos mostrou amor e lealdade ilimitados, nunca poupando a si mesmos e pensando apenas no outro. Intrépidos diante do perigo, cuidaram dos enfermos, atendendo a todas as suas necessidades e ministrando a eles em Cristo; e com eles partiram desta vida serenamente feliz.[13]

PONDO EM SILÊNCIO A IGNORÂNCIA DOS IMPERADORES

Com o tempo, esse cuidado contracultural, sustentado por Cristo, pelos doentes e pelos pobres, teve o efeito de afastar muitas pessoas do paganismo. Dois séculos depois, quando o imperador romano Juliano (332–363 d.C.) quis dar nova vida à antiga religião romana e viu o cristianismo como uma ameaça crescente, escreveu, frustrado, ao sumo sacerdote romano da Galácia:

> O ateísmo [isto é, a fé cristã] avançou especialmente através do serviço amoroso prestado a estranhos e dos seus cuidados com o enterro dos mortos. É um escândalo que não haja um único judeu que seja mendigo e que os galileus ateus [isto é, cristãos]

---

13 Stark, *Triumph of Christianity* 117.

cuidem não apenas de seus próprios pobres, mas também dos nossos; enquanto aqueles que nos pertencem procuram em vão a ajuda que nós deveríamos lhes prestar.[14]

ALÍVIO DO SOFRIMENTO ENVIADO POR DEUS

Não há contradição entre ver o coronavírus como um ato de Deus e convocar os cristãos a correrem riscos para aliviar o sofrimento causado. Desde que, na queda, Deus submeteu o mundo ao pecado e à miséria, ele ordenou que seu povo buscasse resgatar os que perecem, mesmo que tenha sido ele quem determinou o tal juízo. O próprio Deus veio ao mundo em Jesus Cristo para resgatar as pessoas de seu próprio julgamento justo (Rm 5.9). É isso que a cruz de Cristo significa.

Portanto, as boas obras do povo de Deus incluirão orações pela cura dos enfermos e para que Deus retenha sua mão e reverta a pandemia, providenciando a cura. Oramos pelo coronavírus e trabalhamos para aliviar seu sofrimento da maneira que Abraham Lincoln orou pelo fim da Guerra Civil e trabalhou para acabar com ela, mesmo que a entendesse como um juízo de Deus:

> Sinceramente esperamos — fervorosamente oramos — que o poderoso flagelo desta guerra passe rapidamente. Contudo, se Deus quiser que

---

14 Stephen Neill, *A History of Christian Missions*, 2nd ed. (New York: Penguin, 1986), 37–38.

continue, até que toda as riquezas acumuladas pelos 250 anos de trabalho escravo não remunerado afundem e até que cada gota de sangue arrancado pelo açoite seja pago por outra arrancada pela espada, como foi dito três mil anos atrás, ainda assim deve ser dito: "os juízos do SENHOR são verdadeiros e todos igualmente, justos".[15]

Deus tem sua obra a fazer — muito disso em secreto. Nós temos a nossa. Se confiarmos nele e obedecermos à sua palavra, ele fará com que a sua soberania e o nosso serviço cumpram seus sábios e bons propósitos.

---

15 N.T.: Abraham Lincoln, "Second Inaugural Address", dado em 4 de março de 1865, Abraham Lincoln Online, acesso em 7 abril 2020, www.abrahamlincolnonline.org/lincoln/speeches/inaug2.htm.

II
DESPRENDENDO AS RAÍZES PARA ALCANÇAR AS NAÇÕES

> **RESPOSTA 6**
> *Através do coronavírus, Deus está desprendendo as raízes dos cristãos acomodados, em todo o mundo, para libertá-los para algo novo e radical e enviá-los com o evangelho de Cristo aos povos não alcançados do mundo.*

Conectar o coronavírus a missões pode parecer uma ideia estranha, porque, a curto prazo, o coronavírus está inibindo as viagens, as migrações e o avanço missionário. Mas não estou pensando a curto prazo. Deus usou sofrimentos e convulsões históricas para mover a sua igreja aonde ela precisa ir. Estou sugerindo que ele fará isso novamente como parte do impacto a longo prazo do coronavírus.

PERSEGUIÇÃO COMO ESTRATÉGIA MISSIONÁRIA

Considere, por exemplo, como Deus moveu seu povo de Jerusalém, em missões, para a Judéia e Samaria.

Jesus havia instruído seus discípulos a levar o evangelho a todo o mundo, incluindo "Jerusalém [...] toda a Judeia e Samaria e até os confins da terra" (At 1.8). Mas na época de Atos 8, parece que a missão estava estagnada em Jerusalém.

O que seria necessário para levar a igreja a missões? Foi necessário a morte de Estêvão e uma consequente perseguição. Assim que Estêvão foi martirizado (At 7.60), uma perseguição eclodiu:

> Naquele dia, teve início uma grande perseguição contra a igreja em Jerusalém. Todos, exceto os apóstolos, foram dispersos pelas regiões da Judeia e da Samaria. [...] os que foram dispersos iam por toda parte pregando a palavra (At 8.1-4).

Foi assim que Deus colocou seu povo em movimento — com martírio e perseguição. Finalmente, "Judéia e Samaria" estavam ouvindo o evangelho. Os caminhos de Deus não são os nossos. Mas sua missão é certa. Jesus disse isso. E sua palavra não pode falhar. Eu "edificarei a minha igreja, e as portas do inferno não prevalecerão contra ela" (Mt 16.18). "E será pregado este evangelho do Reino por todo o mundo, para testemunho a todas as nações" (Mt 24.14). Não "*pode* ser pregado". Mas "*será* pregado".

CONTRATEMPOS COMO AVANÇO ESTRATÉGICO

Podemos pensar que o surto de coronavírus é um revés para as missões mundiais. Eu duvido. Os caminhos de

Deus costumam incluir aparentes contratempos que resultam em grandes avanços.

Em 9 de janeiro de 1985, o pastor Hristo Kulichev, pastor congregacional na Bulgária, foi detido e preso. Seu crime foi ter pregado em sua igreja, embora o estado tivesse nomeado outro homem, a quem a congregação não elegeu, como pastor. Seu julgamento foi um escárnio à justiça. E ele foi condenado a oito meses de prisão. Durante seu tempo na prisão, ele fez Cristo conhecido de todas as maneiras que pôde.

Quando saiu, ele escreveu: "Tanto prisioneiros quanto carcereiros fizeram muitas perguntas, e, por fim, acabou que tivemos um ministério mais frutífero lá do que esperaríamos na igreja. Deus foi mais bem servido por nossa presença na prisão do que se estivéssemos livres.[16]

Esse é frequentemente o caminho de Deus. O escopo global e a seriedade do coronavírus são grandes demais para Deus desperdiçar. Essa doença servirá ao divino e invencível propósito global da evangelização mundial. Cristo não derramou seu sangue em vão. E Apocalipse 5.9 diz que, com esse sangue, ele comprou "para Deus os que procedem de toda tribo, língua, povo e nação". Ele terá a recompensa do seu sofrimento. E até as pandemias servirão para completar a Grande Comissão.

---

16 Herbert Schlossberg, *Called to Suffer, Called to Triumph* (Portland, OR: Multnomah, 1990), 230.

UMA ORAÇÃO DE ENCERRAMENTO

Pai,

Em nossos melhores momentos, por tua graça, não estamos dormindo no Getsêmani. Estamos acordados e ouvindo a oração do teu Filho. Ele sabe, lá no fundo, que deve sofrer. Mas em sua perfeita humanidade, ele clama: "Se possível, passa de mim este cálice".

Da mesma forma, sentimos, lá no fundo, que essa pandemia é designada, em tua sabedoria, para propósitos bons e necessários. Nós também devemos sofrer. Teu Filho era inocente. Nós não somos.

No entanto, em nossa humanidade menos do que perfeita, com ele também clamamos: Se possível, passa de nós este cálice. Faze rapidamente, ó Senhor, o trabalho doloroso, justo e misericordioso que resolvestes realizar. Não te demores em julgamento. Não demore a tua compaixão. Lembra-te dos pobres, ó Senhor, de acordo com a tua misericórdia. Não esqueças o grito dos aflitos. Conceda recuperação. Conceda uma cura. Livra-nos — tuas pobres criaturas indefesas — dessas tristezas, oramos.

Mas não desperdices a nossa miséria e tristeza, ó Senhor. Purifica o teu povo da preocupação impotente com o materialismo estéril e o entretenimento sem Cristo. Torna a isca de Satanás amarga em nossas bocas. Corta de nós as raízes e os restos do orgulho, do ódio e dos caminhos injustos. Concede-nos a capacidade de ficarmos indignados quando menosprezamos a tua glória. Abre os olhos do nosso coração para ver e saborear a beleza de Cristo. Inclina nossos corações à tua palavra, teu Filho e teu caminho. Enche-nos com coragem compassiva. E faze um nome para ti mesmo através do serviço do teu povo.

Estende a tua mão em grande avivamento para o bem deste mundo que perece. Que as terríveis palavras do Apocalipse não sejam proferidas nesta geração: "Porém, não se arrependeram". Assim como feristes corpos, atinge agora as almas adormecidas. Proíbe que eles permaneçam adormecidos nas trevas do orgulho e da descrença. Em tua grande misericórdia, fala a esses ossos: "Viva!" E alinha os corações e as vidas de milhões com o valor infinito de Jesus.

Em nome de Jesus, amém.

FIEL
MINISTÉRIO

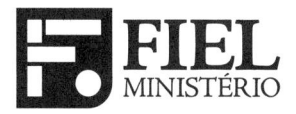

O Ministério Fiel visa apoiar a igreja de Deus, fornecendo conteúdo fiel às Escrituras através de conferências, cursos teológicos, literatura, ministério Adote um Pastor e conteúdo online gratuito.

Disponibilizamos em nosso site centenas de recursos, como vídeos de pregações e conferências, artigos, e-books, audiolivros, blog e muito mais. Lá também é possível assinar nosso informativo e se tornar parte da comunidade Fiel, recebendo acesso a esses e outros materiais, além de promoções exclusivas.

Visite nosso site

www.ministeriofiel.com.br

VOLTEMOS AO EVANGELHO

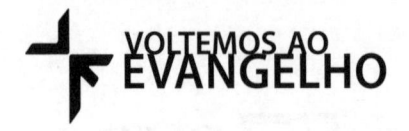

O Voltemos ao Evangelho é um site cristão centrado no evangelho de Jesus Cristo. Acreditamos que a igreja precisa urgentemente voltar a estar ancorada na Bíblia Sagrada, fundamentada na sã doutrina, saturada das boas novas, engajada na Grande Comissão e voltada para a glória de Deus.

Desde 2008, o ministério tem se dedicado a disponibilizar gratuitamente material doutrinário e evangelístico. Hoje provemos mais de 4.000 recursos, como estudos bíblicos, devocionais diários e reflexões cristãs; vídeos, podcasts e cursos teológicos; pregações, sermões e mensagens evangélicas; imagens, quadrinhos e infográficos de pregadores e pastores como Augustus Nicodemus, Franklin Ferreira, Hernandes Dias Lopes, John Piper, Paul Washer, R. C. Sproul e muitos outros.

Visite nosso blog:

www.voltemosaoevangelho.com

⚹ desiringGod

Todo mundo quer ser feliz. O site do ministério Desiring God nasceu e foi construído para a felicidade. Queremos que as pessoas em todos os lugares entendam e abracem a verdade de que Deus é mais glorificado em nós quando estamos mais satisfeitos nele.

Reunimos mais de trinta anos de mensagens e textos de John Piper, incluindo traduções em mais de quarenta idiomas. Também fornecemos um fluxo diário de novos recursos em texto, áudio e vídeo para ajudá-lo a encontrar verdade, propósito e satisfação que nunca terminam. E tudo isso está disponível gratuitamente, graças à generosidade das pessoas que foram abençoadas pelo ministério.

Se você quer mais recursos para a verdadeira felicidade, ou se quer aprender mais sobre nosso trabalho, nós o convidamos a nos visitar:

www.satisfacaoemdeus.org

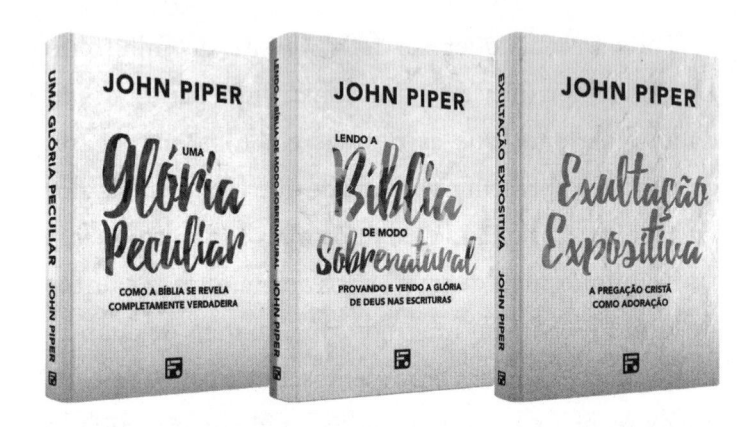

Nesta trilogia, John Piper nos mostra que na simples leitura da Bíblia, algo miraculoso pode acontecer: nós ganhamos olhos que conseguem contemplar a glória do Deus vivo e verdadeiro. Acesse:

fiel.in/livrospiper

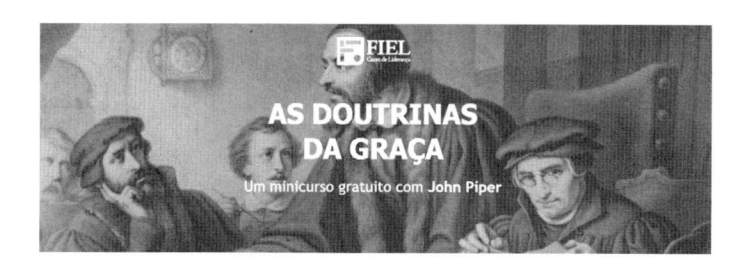

Minicurso gratuito

Através deste minicurso, queremos levá-lo a compreender as Doutrinas da Graça e o impacto de seu ensino para cada um de nós. Acesse:

fiel.in/pipercfl

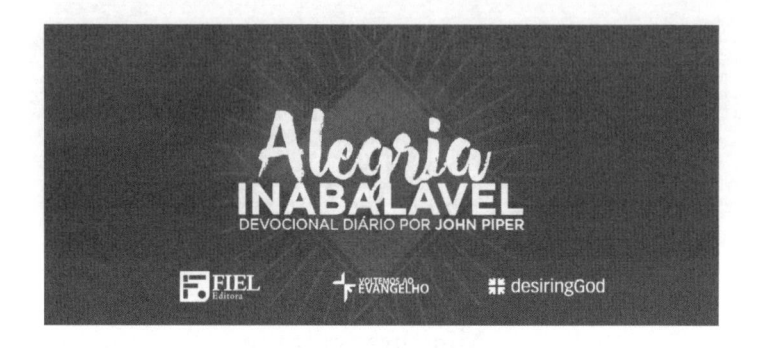

Alegria Inabalável
DEVOCIONAL DIÁRIO POR JOHN PIPER

FIEL Editora · VOLTEMOS AO EVANGELHO · desiringGod

Alimente sua alegria em Jesus todos os dias do ano com o devocional Alegria Inabalável, por John Piper. Acesse:

fiel.in/alegria-inabalavel

Esta obra foi composta em AJenson Pro Regular 13.5, e impressa
na Promove Artes Gráficas sobre o Apergaminhado 75g/m²,
para Editora Fiel, em Fevereiro de 2021